B.K.S. IYENGAR
O mais respeitado professor de yoga do mundo

A Árvore do Yoga

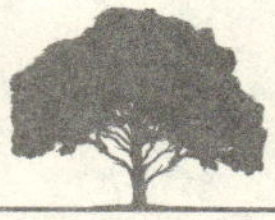

O guia definitivo para
yoga na vida diária

O livro é a porta que se abre para a realização do homem.

Jair Lot Vieira

B.K.S. IYENGAR

A Árvore do Yoga

O guia definitivo para yoga na vida diária

Tradução

Greice Costa

Roteirista e jornalista, é estudante de yoga e meditação desde 2003, com especializações na Índia, nos Estados Unidos, na Inglaterra e no Brasil. Foi diretora de redação e *publisher* do *Yoga Journal Brasil*. Traduziu, entre outros, o livro *O Coração do Yoga*, de T. K. V. Desikachar.

Revisão técnica

Ana Silvia Stocche

Começou a praticar yoga em 2006, em Nova York. Depois, em Madri, conheceu o yoga do mestre Iyengar e passou a aprofundar seus estudos. Certificou-se professora de Iyengar yoga pelo Ramamani Iyengar Memorial Yoga Institute, em Puna, na Índia, em 2016, e desde então leciona yoga no Brasil. Foi vice-presidente da Associação Brasileira de Iyengar Yoga até 2019 e, além de seus estudos e suas práticas constantes, dedica-se à tradução de textos sobre filosofia e prática do yoga.

Régis Mikail

Doutor em Literatura Francesa, é tradutor, professor e revisor. Praticante de yoga desde 2000, teve o primeiro contato com Iyengar yoga em 2013. Desde então tem aprofundado seus estudos sobre prática e filosofia do yoga.

mantra.

Título original: *The Tree of Yoga*. Traduzido com base numa edição em inglês da Harper Thorsons, uma empresa do grupo Harper Collins. A publicação original é de 1988; o original desta edição é de 2013.

Grafia conforme o novo Acordo Ortográfico da Língua Portuguesa.

1ª edição, 1ª reimpressão 2023.

Editores: Jair Lot Vieira e Maíra Lot Vieira Micales
Coordenação editorial: Fernanda Godoy Tarcinalli
Produção editorial: Carla Bettelli
Edição e preparação de textos: Marta Almeida de Sá
Assistente editorial: Thiago Santos
Revisão: Cátia de Almeida
Diagramação: Estúdio Design do Livro
Índice remissivo: Karina Tenório
Capa: Marcela Badolatto
Crédito da estampa da capa e do miolo: KatikaM/iStock by Getty Images

Dados Internacionais de Catalogação na Publicação (CIP)
(Câmara Brasileira do Livro, SP, Brasil)

Iyengar, B.K.S., 1918-2014.

A árvore do yoga : o guia definitivo para yoga na vida diária / B.K.S. Iyengar ; tradução de Greice Costa ; revisão técnica Ana Silvia Stocche ; Régis Mikail. — São Paulo : Mantra, 2021.

Título original: The Tree of Yoga.

ISBN 978-85-68871-26-3 (impresso)
ISBN 978-85-68871-27-0 (e-pub)

1. Yoga I. Stocche, Ana Silvia. II. Mikail, Régis. III. Título.

20-42891 CDD-181.45

Índice para catálogo sistemático:
1. Yoga : Filosofia oriental : 181.45

Cibele Maria Dias – Bibliotecária – CRB-8/9427

EDITORA AFILIADA

mantra.

São Paulo: (11) 3107-7050 • Bauru: (14) 3234-4121
www.mantra.art.br • edipro@edipro.com.br
@editoramantra

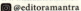

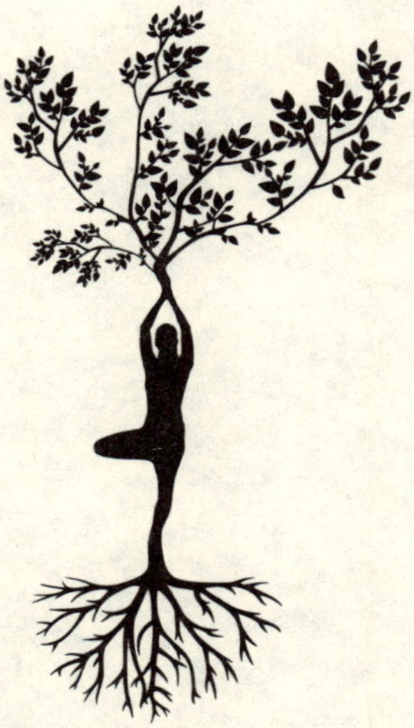

Para os *yogīs* do passado e do presente.

Sumário

Prefácio, *por B.K.S. Iyengar* 9
Prefácio à edição brasileira, *por Prashant Iyengar* 13
Nota do editor e agradecimentos, *por Daniel Rivers-Moore* 15
Breve glossário 17

Parte Um. Yoga e vida

1. Yoga é uno 23
2. A árvore do yoga 27
3. Indivíduo e sociedade 29
4. Oriente e Ocidente 32
5. Os objetivos da vida 36
6. Infância 39
7. Amor e casamento 42
8. Vida em família 45
9. Velhice 49
10. Morte 53
11. Fé 55

Parte Dois. A árvore e suas partes

12. Esforço, consciência e felicidade 59
13. A profundidade do *āsana* 64
14. As raízes 68
15. O tronco 70
16. Os galhos 72
17. As folhas 75
18. A casca 79
19. A seiva 82

20. A flor ... 84
21. O fruto ... 88

Parte Três. Yoga e saúde

22. A saúde como um todo ... 97
23. O objetivo e o subproduto ... 101
24. Yoga e medicina *āyurveda* ... 104
25. A abordagem prática ... 108
26. A arte da prudência ... 112
27. A arte da cura ... 120

Parte Quatro. O si-mesmo e sua jornada

28. Retorno à semente ... 129
29. Os *Yoga Sūtras de Patañjali* ... 133
30. *Prāṇāyāma* ... 138
31. Energia e graça divina ... 145
32. Meditação e yoga ... 151
33. A natureza da meditação ... 156
34. Do corpo à alma ... 161

Parte Cinco. Yoga no mundo

35. Yoga como uma arte ... 167
36. Sobre professores e ensino ... 171

Glossário ... 179
Bibliografia ... 199
Índice ... 203

Prefácio

Amigos e companheiros de busca,

No mundo espiritual, assim como no mundo físico, pode-se escalar uma montanha a partir de diversas bases. Um caminho pode ser longo, outro, curto; um, sinuoso e difícil, outro, direto e fácil; e, ainda assim, é possível chegar ao cume por meio de todos esses caminhos. Na busca pelo conhecimento espiritual há muitos métodos, muitas avenidas, muitas formas de vivenciar o núcleo oculto do nosso ser e direcionar a mente, cativa na teia de prazeres do mundo, para a própria fonte de sua existência, o *ātman*, ou alma.

Minha disciplina é o yoga — o caminho que cultiva o corpo e os sentidos, refina a mente, civiliza a inteligência e repousa na alma, que é o núcleo do nosso ser. Infelizmente, muitas pessoas que não penetraram na profundidade do yoga pensam nesse caminho espiritual para a autorrealização como uma mera disciplina física, e na prática do *haṭha-yoga* como nada mais do que um tipo de ginástica. No entanto o yoga é mais do que físico. É celular, mental, intelectual e espiritual — envolve o inteiro ser do indivíduo.

Nos últimos trinta e cinco anos, viajei regularmente para a Europa e para os Estados Unidos dando aulas e demonstrações a fim de levar a ciência do yoga para os ocidentais. Ministro palestras regularmente e encontro estudantes de yoga que desejam me fazer perguntas e aprofundar sua compreensão na disciplina. Algumas das minhas palestras recentes e de minhas sessões de perguntas e respostas foram reunidas e organizadas em formato de livro, e este livro que você tem em mãos pode servir de companhia prática e filosófica para meus livros anteriores: *Luz sobre o Yoga*, *Luz sobre o Prāṇāyāma* e *The Art of Yoga* [este *último* sem tradução em português]. À medida que ler este livro, você descobrirá alguma coisa da riqueza e da profundidade do yoga, que nos conduz da superfície da pele às profundezas da alma. Espero que esta obra seja frutífera tanto para praticantes experientes quanto para aqueles que estão se aproximando da disciplina pela primeira vez. Desejo compartilhar com todos a alegria de viver com base no yoga, portanto, estou muito feliz por falar com vocês por intermédio destas páginas.

Pense no estado em que sua mente se encontrava antes de começar a ler. A mente estava fresca, nova. Você veio olhar para este livro com a mente aberta, sem ideias próprias. A capacidade de manter esse estado em nossa vida diária é conhecida como integração. Estar plenamente integrado significa integrar-se totalmente, desde o corpo até o si-mesmo, e também viver de modo integrado com seus semelhantes e seu ambiente.

Integração é meditação, e meditação é integração. Quem não conhece a integração não pode falar de meditação, e quem não tem experiência em meditação não saberia dizer o que é integração. As duas estão interconectadas e inter-relacionadas. Se você e eu estamos integrados, se a sua mente está em silêncio e a minha mente está em silêncio, ainda assim estamos alertas e completamente conscientes. O rompimento periódico da percepção da consciência é conhecido como distração; concentração é trazer repetidamente a mente distraída para um ponto focal. Contudo, se esse estado alerta de silêncio, que normalmente se apresenta em meros lampejos, prolonga-se por um longo tempo, isso é meditação.

Quando essa consciência ininterrupta da integração entre o corpo, a mente e a alma é mantida, não existem passado e futuro no tempo; o tempo é eterno, e, como a eternidade é este momento no tempo, você e eu nos tornamos eternos. Isso é integração. E nesse estado não podem surgir diferenças entre nós. Espero que, se não hoje, algum dia, consigamos chegar a esse ponto culminante. Lembre-se de que na autorrealização há apogeu. Provavelmente você ouviu algo diferente — que o infinito não pode ser visto ou alcançado pelo finito. Porém nós temos apenas meios finitos para conhecer o infinito. Quando o finito se funde no infinito, tudo se torna infinito.

Considere o céu. Ele é finito e também infinito. Ninguém pode tocá-lo, ainda que estejamos em contato com ele em todos os momentos das nossas vidas. De maneira semelhante, você e eu devemos usar meios finitos — corpo, mente, inteligência e consciência — para alcançar a morada infinita da alma, que é a mãe de todos esses componentes. Desse modo, permanecemos sempre vigorosos, pacíficos e com a inteligência em eterno e cada vez maior crescimento.

Deus abençoe todos vocês.

Prefácio à edição brasileira

É uma grande honra para mim escrever o prefácio à edição brasileira do livro do Guruji *A árvore do yoga*. A árvore é uma das maiores manifestações da natureza e da criação. A criação em si é incrível e inspiradora a ponto de tirar o fôlego. O *Bhagavad Gita* também descreve a Criação Universal ao representar uma árvore *banyan*, cujas raízes vêm do alto. Toda árvore é uma maravilha, pois é a única criatura viva que não se move em absoluto para sua existência, a qual muitas vezes se estende ao longo de múltiplos séculos. Pela fotossíntese, ela não somente obtém aquilo de que precisa como também possibilita a sobrevivência a todas as formas de vida. Cada aspecto da árvore tem algo a oferecer e serve à vida no planeta. Ela produz alimentos, nutrientes, medicamentos e meios até para a obtenção de poderes sobre-humanos, conforme o próprio Patañjali afirma. Ele diz que por meio de ervas medicinais é possível obter os poderes que o *yogī* alcança no yoga. Ainda há de se explorar de que maneira as ervas trazem ótimas soluções para os problemas humanos, ou até mesmo para problemas do mundo biológico.

Assim como a árvore é muito maravilhosa, o yoga também é muito maravilhoso em seus dons e suas dádivas para a humanidade. Portanto, houve enorme perspicácia no olhar de Guruji para este livro. Uma árvore é uma personificação do *yogī*. Espero que a humanidade se entusiasme e compreenda qual é a relação entre o yoga e as árvores. Quanto mais profundo se mergulha no yoga, mais profundo se torna o conceito Árvore do Yoga.

Tenho enorme satisfação em saber que este livro está sendo traduzido para o povo brasileiro e que estará disponível, assim, para quem se interessar pelo yoga.

Prashant Iyengar

Nota do editor e agradecimentos

O crescente interesse mundial no yoga e a firme e sólida reputação de B.K.S. Iyengar como um dos maiores professores da disciplina conduziu ao desenvolvimento de uma grande rede de professores e estudantes que trabalham sob a sua orientação em diversos países. Ele próprio viaja regularmente com o propósito de ministrar palestras e encontrar alunos e professores de yoga em todas as partes do mundo.[1] O material apresentado neste livro tem origem, em sua maior parte, nas gravações e transcrições de tais encontros e palestras dadas na Inglaterra, França, Itália, Espanha e Suíça entre os anos de 1985 e 1987, assim como em uma palestra proferida na All-India Bharatnatyam Conference em Madras[2] em 1982. Agradeço aos organizadores desses vários eventos por sua generosidade em disponibilizar o material para publicação, bem como aos envolvidos nos trabalhos de gravação e transcrição da gravação.

Esse material original varia de modo livre por diversos assuntos, movendo-se, muitas vezes, rapidamente de um tema para outro em resposta às perguntas e aos tópicos debatidos nos eventos. A organização deste livro em capítulos e seções não tem relação direta com a estrutura das palestras originais, e, em determinados capítulos, incluí material de outras palestras em que foram tratados temas correlatos. Foi também incorporado material novo, fruto de minhas conversas com o senhor Iyengar e de suas próprias e extensas correções e de seus adendos ao material transcrito. *A árvore do yoga* é, portanto, uma apresentação atualizada e revisada dos temas abordados em suas palestras e em seus debates originais.

1. Esta apresentação da edição original em inglês foi escrita e publicada quando Iyengar ainda estava vivo. B.K.S. Iyengar faleceu em agosto de 2014. (N.E.)
2. Atualmente conhecida como Chennai, a antiga Madras. (N.T.)

Empenhei-me em minimizar as repetições, mantendo o estilo vigoroso do senhor Iyengar.

Gostaria de agradecer a Silva e Mira Mehta, do Iyengar Yoga Institute em Londres, por lerem e corrigirem o material datilografado; a Jonathan Katz por revisar o sânscrito (transliterações e glossário); a Jim Benson por ajudar na compilação bibliográfica e a Sheelagh Rivers-Moore pela utilíssima sugestão com relação à ordenação dos capítulos.

O simbolismo da árvore do yoga foi desenvolvido previamente pelo autor em uma palestra publicada na revista britânica *Yoga Today*. Artigos contendo algumas das ideias deste livro também foram publicados nas revistas *Yoga Journal*, nos Estados Unidos, *Le Monde Inconnu*, na França, *Viniyoga*, na Bélgica, e no livro *Body The Shrine, Yoga thy Light* [Corpo, o santuário, *Yoga*, tua luz], publicado pelo comitê de celebração do sexagésimo aniversário de B.K.S. Iyengar na Índia, em 1978. Um curto trecho do capítulo sobre *prāṇāyāma* foi reproduzido por cortesia do Bharatiya Vidya Bhavan, de Bombaim.[3]

Finalmente, gostaria de expressar meu sincero agradecimento ao próprio B.K.S. Iyengar pela cooperação e pelo pleno apoio durante a preparação deste livro, a Faeq Biria por sugerir o projeto e por ajudar a coletar o material, e a todos os incontáveis alunos e entusiastas de yoga cujo interesse no tema faz um livro como este ser tanto possível quanto necessário.

Daniel Rivers-Moore

Editor e organizador da edição original em inglês

---

3. O Bharatiya Vidya Bhavan é um fundo educacional indiano. A antiga cidade de Bombaim hoje é conhecida como Mumbai. (N.E.)

Breve glossário[4]

Um glossário completo de palavras e nomes em sânscrito encontra--se no final deste livro.

ahiṁsā	não-violência, não somente no sentido estrito de não matar ou de não usar a violência, mas no sentido positivo e abrangente do amor que abarca toda a criação
artha	meios, utilidade, uso, proveito, causa, motivo; a fortuna como um dos objetivos da busca humana
āsana	postura — o terceiro estágio do yoga
ātma, ātman	alma, ser íntimo, princípio vital
bhakti	devoção, adoração
bhakti-yoga	o caminho para a realização e a união do indivíduo com o Ser Supremo por meio da adoração e da devoção à divindade
Brahmā	primeira divindade da trindade hindu; o Criador
brahmacharya	celibato, estudo religioso e autocontenção — esse é o primeiro dos quatro estágios de ensinamentos da vida
Brahman	Espírito Supremo, o Ser Absoluto
dhāraṇā	concentração ou atenção plena — o sexto estágio do yoga

---

4. Esclarecemos que procuramos manter as palavras utilizadas em sânscrito em sua forma transliterada (IAST) e conforme adotada nas obras de B.K.S. Iyengar. O sânscrito não tem letras maiúsculas, portanto, somente as mantivemos nos nomes próprios ou no início de frases. Embora o sânscrito não indique o plural com "s", preferimos utilizar a concordância nominal nas frases traduzidas adotando o uso do "s" para indicar plural, preservando as regras de concordância nominal do nosso idioma. Ainda com referência à concordância nominal, adotamos o gênero dos substantivos na forma como são designados em sânscrito, empregando o gênero masculino quando o gênero da palavra é neutro. (N.R.T.)

dharma	religião, lei, mérito, retidão, boas ações; a natureza essencial de algo; o código de conduta que sustenta a alma e que produz a virtude, moralidade ou religiosidade meritórias — uma das quatro finalidades da existência humana; aquilo que ampara, sustenta e apoia
dhyāna	meditação — o sétimo estágio do yoga
gārhasthya	vida em família — o segundo estágio da vida
haṭha-yoga	caminho para a realização e a união do indivíduo com o Ser Supremo por meio de rigorosa disciplina e do equilíbrio das energias solar e lunar do organismo humano
jñāna	conhecimento, incluindo o conhecimento sagrado derivado da meditação sobre as mais elevadas verdades da religião e da filosofia
jñāna-yoga	caminho para a realização e a união do indivíduo com o Ser Supremo por meio do conhecimento e da compreensão
karma	ação
karma-yoga	caminho para a realização e a união do indivíduo com o Ser Supremo por meio da ação
kuṇḍalini	serpente fêmea em espiral; a energia cósmica divina simbolizada como uma serpente espiralada adormecida na base da coluna vertebral
kuṇḍalinī-yoga	caminho para a realização e a união com o Ser Supremo por meio do despertar da energia cósmica divina
mokṣa	liberação; emancipação da essência dos nascimentos recorrentes
niyama	autopurificação por meio da disciplina — o segundo estágio do yoga
prāṇa	alento, respiração, vento, força vital, vida, vitalidade, energia, força, energia oculta no ar atmosférico
prāṇayāma	regulação da energia e da força vital por meio do controle rítmico da respiração — o quarto estágio do yoga

pratyāhāra supressão e emancipação da mente da dominação dos sentidos e de seus objetos — o quinto estágio do yoga

samādhi estado em que o aspirante está em união com o objeto de meditação, o Espírito Supremo que governa o Universo, experimentando paz e alegria indescritíveis

sannyāsa desprendimento dos assuntos deste mundo e dedicação ao serviço do Senhor — corresponde ao quarto estágio da vida

Śiva terceira divindade da trindade hindu; o Destruidor

vānaprastha terceiro estágio da vida, no qual abandona-se a vida em família para a prática asceta na floresta

Viṣṇu segunda divindade da trindade hindu; o Preservador

yama mandamentos morais universais ou disciplinas éticas que transcendem crenças, países, idade e tempo — o primeiro estágio do yoga

yoga união, comunhão; a união da nossa vontade com a vontade de Deus, que nos permite olhar equilibradamente para a vida em todos os seus aspectos; o método para alcançar esse estado

PARTE UM

Yoga e vida

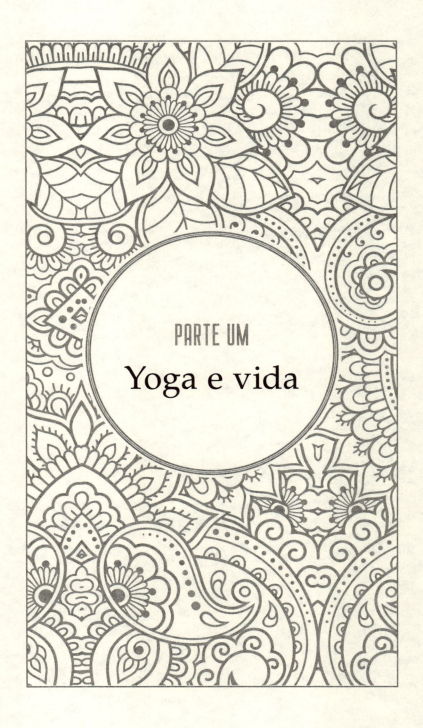

1
Yoga é uno

Yoga significa união. A união da alma individual com o Espírito Universal é yoga. Mas essa é uma noção muito abstrata para ser facilmente entendida; então, para o nosso nível de compreensão, diria que yoga é a união do corpo com a mente e da mente com a alma.

Noventa por cento de nós sofremos de alguma maneira: física, mental ou espiritualmente. A ciência do yoga nos ajuda a manter o corpo como um templo, de modo que ele se torne tão limpo quanto a alma. O corpo é preguiçoso, a mente é vibrante e a alma é luminosa. As práticas do yoga desenvolvem o corpo levando-o ao nível vibrante da mente, de modo que, tendo ambos se tornado vibrantes, sejam atraídos para a luz da alma.

Filósofos, santos e sábios contam-nos que há vários caminhos pelos quais podemos alcançar o objetivo final, que é a visão da alma. A ciência da mente é chamada de *rāja-yoga*, a ciência da inteligência é *jñāna-yoga*, a ciência do dever é *karma-yoga* e a ciência da vontade é *haṭha-yoga*. Para os autores dos textos antigos, esses nomes são como as teclas de um piano. O piano tem muitas teclas, mas a música é uma só. Do mesmo modo, há muitas palavras por meio das quais os indivíduos expressam suas abordagens específicas do yoga e caminhos particulares pelos quais atingem o ápice de sua arte, mas yoga é uno, assim como Deus é um, mesmo que pessoas de diferentes países o chamem por diferentes nomes.

Aqueles que abordam o yoga por meio do intelecto dizem que o *rāja-yoga* é espiritual e o *haṭha-yoga* é meramente físico. Isso é um tremendo engano. Como todos os caminhos levam à fonte, o *haṭha-yoga* também nos conduz em direção à visão da alma. Quantos daqueles que fazem essa distinção entre *haṭha-yoga* e *rāja-yoga* estudaram profundamente o *Haṭha Yoga Pradipikā* ou outros textos antigos sobre o *haṭha-yoga*? E quantos leram profundamente *Os Yoga Sūtras de Patañjali*[5], que são a principal fonte do *rāja-yoga*? Eles sabem que o último capítulo do *Haṭha Yoga Pradipikā* se chama *Samādhi Pāda* e trata do estado de *samādhi*, ou união, com o Espírito Supremo? E qual é o ápice do *rāja-yoga*? É *samādhi* também. Onde está, então, a diferença entre os dois?

Se vocês fizerem uma reflexão psicológica sobre a palavra *"haṭha"*, em vez de uma reflexão fisiológica, saberão melhor se o *haṭha-yoga* é físico ou espiritual. *"Ha"* significa sol, que é o sol do seu corpo, ou seja, sua alma. E *"ṭha"* significa lua, que é a sua consciência. A energia do Sol nunca se desvanece, enquanto a da Lua esmorece todo mês, voltando a ficar totalmente cheia. Então, o sol em cada um de nós, que é a nossa alma, nunca desaparece, enquanto a mente ou a consciência, que suga energia da alma, tem flutuações, modulações, humores, altos e baixos, como as fases da Lua; é como o mercúrio, e da mesma maneira que o mercúrio não pode ser apanhado pelas mãos, não conseguimos nos apoderar facilmente da mente. No entanto, quando a consciência e o corpo são unificados, a energia da consciência aquieta-se, e quando a energia da consciência está imóvel, a consciência também se silencia e a alma permeia todo o corpo.

O *Haṭha Yoga Pradipikā* diz que yoga é *"prāṇa-vṛttinirodha"* — a aquietação das flutuações da respiração. *Os Yoga Sūtras de Patañjali* dizem que yoga é *"chitta-vṛtti-nirodha"* — a aquietação das flutuações da mente. A mente pode ir para diversas direções em uma fração de segundo. Seus movimentos são muito rápidos e variados. No entanto a respiração não pode ir para muitas direções ao mesmo tempo. Ela tem um único caminho: inspiração e expiração. Pode pausar por um momento em um estado de retenção, mas não pode se multiplicar como a mente. De acordo com a *Haṭha Yoga Pradipikā*, controlar a respiração e observar seu ritmo aquieta a consciência. Assim, embora o *Haṭha Yoga Pradipikā* comece com o controle do *prāṇa*, respiração ou energia, e *Os Yoga*

5. Patanjali. *Os Yoga Sutras de Patanjali*. Tradução de Carlos Eduardo Gonzales Barbosa. São Paulo: Mantra, 2015. (N.E.)

Sūtras de Patañjali iniciem com o controle da consciência, ainda assim, encontram-se em certo ponto e, em última análise, não há diferença entre eles. Ao controlar a respiração, você está controlando a consciência, e ao controlar a consciência, você imprime ritmo à respiração.

Assim como a cânfora se unifica com a chama, a mente absorve-se na chama da alma. Esse é o ápice do *haṭha-yoga*. O texto nos diz que a união da mente com a alma é *haṭha-yoga*. *Rāja-yoga* também é a união da mente com a alma, portanto, não há diferença entre os dois. Yoga é uno.

Logo, praticar yoga é unir o corpo à mente. Para a pessoa culta, é também unir a mente à inteligência, e para os ainda mais altamente cultivados, é unir o corpo, a mente e a inteligência à profundidade da alma.

O yoga é tradicionalmente dividido em oito partes ou aspectos, denominados *yama, niyama, āsana, prāṇāyāma, pratyāhāra, dhāraṇā, dhyāna* e *samādhi*. Se você ainda não está familiarizado com esses termos, essa lista de nomes pode lhe parecer de início assustadora. Contudo, ao longo deste livro, você irá gradualmente familiarizar-se com essas ideias, e as palavras em sânscrito não serão mais uma barreira para sua compreensão.

O yoga também pode ser dividido em três camadas: a externa, a interna e a íntima; ou a física, a mental e a espiritual. Portanto, as oito partes do yoga podem ser divididas em três grupos: *yama* e *niyama* são as disciplinas éticas sociais e individuais; *āsana*, *prāṇāyāma* e *pratyāhāra* conduzem à evolução do indivíduo e à compreensão do si-mesmo[6]; *dhāraṇā, dhyāna* e *samādhi* são os efeitos do yoga, que geram a experiência da visão da alma, não sendo, contudo, como tais, parte da prática.

Embora no Ocidente o yoga seja frequentemente considerado apenas físico, é também uma disciplina fisiopsicológica e psicoespiritual. É uma ciência que libera a mente das amarras do corpo, conduzindo-a em direção à alma. Quando a mente alcança a alma e nela se funde, esta última se liberta e permanece em paz e

---

6. Optamos por traduzir o termo inglês "*the self*" por "o si-mesmo". Ao referir-se ao Universal *Self*, em maiúscula, grafamos "o Si-Mesmo" igualmente em maiúscula, em concordância com o original. (N.R.T.)

beatitude. Se um pássaro é mantido em uma gaiola, não pode se movimentar. No momento em que a gaiola é aberta, o pássaro voa e aproveita sua liberdade. O homem alcança a mesma liberdade quando a mente se liberta do aprisionamento do corpo e repousa no seio da alma.

O primeiro nível do yoga consiste no que pode ser chamado de obrigações e proibições. *Niyama* nos diz o que devemos fazer para o bem do indivíduo e da sociedade, e *yama* nos diz o que devemos evitar fazer, por ser potencialmente prejudicial ao indivíduo e à sociedade. São disciplinas éticas que existem na raça humana em todos os lugares, desde tempos imemoriais. *Yama* e *niyama* são tradicionais tanto em civilizações do Oriente como do Ocidente, do Norte ou do Sul.

Tendo seguido esses preceitos tradicionais, ou obrigações e proibições, trabalhamos para o desenvolvimento individual por meio da interpenetração de corpo e mente, mente e alma. Esse segundo nível do yoga é *sādhana*, ou prática, e envolve *āsana*, *prāṇāyāma* e *pratyāhāra*. *Āsana* é a prática das diferentes posturas físicas. *Prāṇāyāma* é a ciência da respiração. *Pratyāhāra* compreende tanto silenciar os sentidos e mantê-los passivamente em seus lugares quanto atraí-los internamente para que possam residir no âmago do ser.

A terceira camada é descrita por Patañjali nos *Yoga Sūtras* como a fortuna do yoga. É o efeito ou o fruto da *sādhana*, que consiste em *dhāraṇā*, *dhyāna* e *samādhi*. *Dhāraṇā* é concentração ou atenção completa. *Dhyāna* é meditação. *Samādhi* é o ápice do yoga; é um estado de beatitude e de união com o Espírito Universal. Quando você cuida de uma árvore em crescimento, no devido tempo suas flores desabrocham e em seguida ocorre o seu ápice natural, que são os frutos. Dessa forma, a prática de yoga deve culminar, mais cedo ou mais tarde, na fragrância espiritual da liberdade e da beatitude. Assim como a essência da árvore está contida no fruto, do mesmo modo a essência da sua prática está contida em seu fruto de liberdade, equilíbrio, paz e beatitude.

2

A árvore do yoga

Ao cultivar uma planta, primeiro se cava a terra, removem-se as pedras e ervas daninhas e revolve-se o solo. Depois coloca-se a semente no solo, cercando-a de terra fofa, tão cuidadosamente que, quando a semente se abrir, não será danificada pelo peso da terra. Por fim, rega-se com delicadeza a terra e espera-se que a semente germine e cresça. Depois de um ou dois dias, a semente se abre em uma muda a partir da qual cresce um caule. O caule então se divide em dois galhos e produz folhas. A planta cresce constantemente até tornar-se um tronco e produzir galhos que se estendem em várias direções, carregados de muitas folhas.

De maneira similar, a árvore do si-mesmo precisa ser cultivada. Os antigos sábios, que vivenciaram a visão da alma, descobriram sua semente no yoga. Essa semente contém oito segmentos que, à medida que a árvore cresce, originam os oito membros do yoga.

A raiz da árvore é *yama*, que compreende cinco princípios: *ahiṁsā* (não-violência), *satya* (veracidade), *asteya* (libertação da avareza), *brahmacharya* (controle do prazer sensual) e *aparigraha* (libertação da cobiça e do desejo de possuir mais do que o necessário). A observância de *yama* disciplina os cinco órgãos de ação: braços, pernas, boca, aparelhos reprodutor e excretor. Naturalmente, os órgãos de ação controlam os órgãos de percepção e a mente — se alguém tem a intenção de causar dano, mas os órgãos de ação se recusam a fazê-lo, o malefício não ocorre. Os *yogīs*, portanto, começam com o controle dos órgãos de ação; *yama* é, portanto, a raiz da árvore do yoga.

Então vem o tronco, que se compara aos princípios de *niyama*: *śaucha* (pureza), *santoṣa* (contentamento), *tapas* (ardor), *svādhyāya* (autoestudo) e *Īśvara-praṇidhana* (entrega de si próprio). Esses cinco princípios de *niyama* controlam os órgãos da percepção: olhos, ouvidos, nariz, língua e pele.

Do tronco da árvore emergem diversos galhos. Um cresce bem longo, outro lateralmente, outro em zigue-zague, outro reto, e assim por diante. Esses galhos são os *āsanas*, as várias posturas que harmonizam as funções físicas e fisiológicas do corpo com o padrão psicológico da disciplina do yoga.

Dos galhos crescem as folhas, cuja interação com o ar fornece energia para toda a árvore. As folhas trazem para si o ar exterior e conectam-no às partes internas da árvore, o que corresponde ao *prāṇāyāma*, a ciência da respiração, que conecta o macrocosmo ao microcosmo e vice-versa. Observe como, quando invertidos, nossos pulmões nos oferecem a representação de uma árvore. Por meio do *prāṇāyāma*, os sistemas circulatório e respiratório são conduzidos ao estado de harmonia. O domínio dos *āsanas* e dos *prāṇāyāmas* ajuda o praticante a desvincular a mente do contato com o corpo, o que leva automaticamente à concentração e à meditação. Os galhos da árvore são todos cobertos pela casca. Sem a proteção da casca, a árvore seria corroída pelos vermes. Essa cobertura protege a energia que flui entre as folhas e a raiz, no interior da árvore. Assim, a casca corresponde a *pratyāhāra*, que é a jornada dos sentidos para o interior, desde a pele até o âmago do ser.

A seiva da árvore, o fluido que carrega a energia nessa jornada interior, é *dhāraṇā*. *Dhāraṇā* é concentração — focar a atenção no âmago do ser.

O fluido da árvore, ou seiva, conecta a pontinha da folha até a extremidade da raiz. Essa experiência de unificação do ser, da periferia ao âmago, em que o observador e o observado são um só, é alcançada na meditação. Quando a árvore está saudável e o suprimento de energia está maravilhoso, as flores desabrocham. Portanto, *dhyāna*, meditação, é a flor da árvore do yoga.

Finalmente, quando a flor se transforma em fruto, isso é conhecido como *samādhi*. Assim como a essência da árvore está no fruto, a essência da prática do yoga está na liberdade, no equilíbrio, na paz e na plenitude de *samādhi*, quando corpo, mente e alma estão unidos e fundem-se com o Espírito Universal.

3

Indivíduo e sociedade

O yoga trabalha sobre o indivíduo para que cada um cresça e se aperfeiçoe no âmbito físico, mental, emocional e espiritual. Destina-se à humanidade inteira. Por essa razão, é chamado sārvabhauma, *a cultura universal. O yoga não termina quando você está em união consigo mesmo. Tendo adquirido certa disciplina com relação ao corpo, à mente, aos sentidos, à inteligência e à consciência, o* yogī *precisa viver no mundo sem se deixar envolver nos resultados de suas ações. Isso é conhecido como habilidade na ação, o que não significa somente destreza. A habilidade se dá quando se executam as ações sem expectativa sobre os resultados, bons ou maus. O* yogī *executa suas ações sem vícios ou virtudes, porém, com pureza e divindade.*

Há um imenso equilíbrio a ser alcançado entre a vida filosófica e a vida prática. Se você é capaz de aprender isso, é um filósofo prático. Filosofar pura filosofia não é uma grande conquista: filósofos são sonhadores. Entretanto, devemos trazer nossa filosofia para a vida cotidiana, de forma que a vida, com suas dificuldades e alegrias, possa fundamentar-se na filosofia. Mantendo-nos sinceros para com a nossa própria evolução e o nosso desenvolvimento, sem desistir de nosso caminho espiritual, podemos, ao mesmo tempo, ser bem-sucedidos na vida em sociedade? Isso é filosofia prática.

O yoga destina-se, a princípio, ao crescimento individual. Entretanto, por intermédio do crescimento individual, a sociedade e a comunidade se desenvolvem. Se uma centena de pessoas pratica yoga e aparenta ser saudável, outras pessoas começarão a se interessar pelo que elas estão fazendo. Desse modo, aumenta o número de praticantes e, logo, há outra centena, ou duas ou três centenas. A certa altura, parecia que eu era o único a praticar yoga com alegria e devoção; mas agora, olhe ao seu redor e veja, quantos o estão praticando! Assim, por intermédio do indivíduo, o yoga se alastra para a comunidade, e da comunidade para a sociedade.

Por que você pensa sobre a violência no mundo? Por que não pensa sobre a violência em você? Cada um deve treinar a si mesmo, pois sem disciplina não podemos nos tornar livres, tampouco sem disciplina pode existir liberdade no mundo. Só a disciplina gera a verdadeira liberdade. Se precisar obter saúde, acha que pode consegui-la sem disciplina? Moderação no modo de viver é essencial. Esse é o motivo pelo qual o yoga começa com um código de conduta que cada indivíduo tem de desenvolver. A pessoa que não é disciplinada não é religiosa. A pessoa disciplinada é religiosa. Saúde é religião. Falta de saúde é ausência de religião.

Vida religiosa não significa isolar-se do mundo cotidiano. Ao contrário, devemos harmonizar nossas vidas. As circunstâncias da vida se apresentam para a nossa evolução, não para a nossa destruição. A conjuntura, muitas vezes, parece adversa à vida do indivíduo. Mas não posso viver como um homem virtuoso, mesmo que outros passem a vida em prostíbulos? Ou imagine que dez pessoas estejam bebendo. Eu não bebo, mas aquelas dez pessoas são minhas amigas. Se me convidam para um drinque e respondo "não, não estou interessado", elas podem rir de mim. Então, digo: "Vou, mas tomarei um suco de fruta, e vocês beberão o álcool". Que importância tem isso? Significa que posso compreendê-los. Estou com eles e não estou com eles. Estou dentro e estou fora. Isso é conhecido como equilíbrio. Se podemos viver assim, isso é religião.

O crescimento individual é indispensável, e o yoga desenvolve cada indivíduo. No entanto o seu corpo é o retrato do mundo que o cerca: é um grande clube internacional. Você tem trezentas articulações — o que significa que há trezentos sócios no clube de um corpo. A circulação sanguínea tem 96 mil quilômetros de comprimento se considerarmos todas as artérias, as veias e os vasos sanguíneos menores somados, e há 16 mil quilômetros de energia biológica fluindo no sistema nervoso. A superfície dos pulmões é tão grande quanto uma quadra de tênis. O cérebro tem quatro lobos. Não parece um grande clube dentro de cada indivíduo? O yoga fornece ajuda para que todas essas partes se coordenem de maneira que possam trabalhar em harmonia e entendimento. O yoga atua na consciência. Age na conscientização. Atua na inteligência, nos sentidos, na carne, nos órgãos de percepção. Por isso, é conhecido como arte global.

Quando o corpo, a mente e a alma estão saudáveis e harmoniosos, você leva saúde e harmonia para quem está à sua volta e saúde e harmonia para o mundo — não por retirar-se dele, mas por ser um órgão vivo e saudável no corpo da humanidade.

4

Oriente e Ocidente

Às vezes, dizem que o corpo indiano, os músculos indianos ou a anatomia indiana são diferentes dos ocidentais e que o yoga não é adequado para o povo ocidental. Mas existe câncer britânico, câncer italiano e câncer indiano, ou o câncer é um só? Os sofrimentos humanos são os mesmos, quer seja indiano, quer seja ocidental; as aflições do corpo são as mesmas; as aflições da mente são iguais. Autodenominar-se ocidental, como se orientais e ocidentais fossem diferentes, é como dizer que existe um câncer ocidental e um oriental. As doenças são comuns a todos os seres humanos, e o yoga existe para curá-las. Em nenhum lugar dos textos antigos está dito que o yoga só deve ser praticado pelos hindus. Pelo contrário, Patañjali descreve o yoga como sārvabhauma. "Bhauma" *significa mundo,* "sārva" *significa todo. Yoga é uma cultura universal. Assim como atua no indivíduo como um todo, atua no desenvolvimento de toda a humanidade nos níveis físico, mental, intelectual e espiritual. Há 2.500 anos, Patañjali não dividia Oriente e Ocidente. Por que deveríamos fazer isso hoje?*

Novamente, as pessoas me dizem que é uma questão de dieta — que não se pode praticar yoga sem que se seja vegetariano, e que isso não é possível na cultura ou no clima ocidental. Essa teoria está comprovadamente incorreta, na medida em que vejo que muitos ocidentais mudaram sua dietas para o vegetarianismo, dieta que conduz à mínima violência. Inclusive os vegetarianos na Índia são tão pouco flexíveis quanto os carnívoros europeus. Naturalmente as posturas de pernas cruzadas são fáceis para os indianos, mas há muitas outras posturas que eles não conseguem fazer. Não se engane pensando que, porque os indianos fazem a postura de lótus, eles são flexíveis. Eles só fazem isso porque durante toda a vida sentaram-se no chão enquanto vocês passaram toda a vida se sentando em cadeiras.

Quanto à questão da dieta, tudo depende dos seus objetivos ao praticar yoga. Patañjali divide os cinco aspectos de *niyama* em dois grupos. De um lado, *śaucha* e *santoṣa*, saúde física e contentamento mental. De outro, *tapas*, *svādhyāya* e *Īśvara-praṇidhana*, o desejo ardente por desenvolvimento espiritual, o autoestudo e a rendição a Deus. A primeira parte de *niyama*, que consiste em *śaucha* e *santoṣa*, permite aproveitar os prazeres do mundo e livrar-se de doenças. A segunda parte, *tapas*, *svādhyāya* e *Īśvara-praṇidhana*, é conhecida como o yoga auspicioso, habilitando o praticante a alcançar o estado mais elevado — ser livre, dissociar-se completamente dos veículos do corpo e tornar-se uno com a alma. Patañjali chama esses dois estágios de *"bogha"* e *"apavarga"*, respectivamente. *"Bhoga"* significa ter prazeres sem doença; *"apavarga"* significa liberdade e beatitude. De acordo com Patañjali, a dieta não é tão importante para a saúde e a felicidade. Mas, se pretende desenvolver saúde espiritual, a dieta se torna necessária para que as flutuações da mente possam ser acalmadas. Você colhe o que planta. A mente é um produto da alimentação; então, esta surte efeito sobre a mente. Em consequência, para a prática espiritual há restrições alimentares, mas não quando se busca somente saúde e felicidade. Não é uma questão de Ocidente e Oriente; é uma questão de qual nível espiritual se deseja alcançar.

Também me perguntam se o individualismo no qual a sociedade ocidental se baseia é um obstáculo para a prática de yoga. Mas a humanidade em todo o mundo é individualista. Como dizer que os ocidentais são individualistas e os orientais, não? O yoga destina-se ao crescimento individual e à remoção das falhas físicas, emocionais, intelectuais e espirituais. Foi concebido para a remoção das flutuações e aflições, das dores e dos sofrimentos. Essas aflições variam de uma cultura para outra? Estão na sociedade ou no indivíduo?

Por isso, afirmo que o yoga é universal — e não apenas para indianos. No momento em que você diz que é um ocidental ou um oriental, a doença do Ocidente ou do Oriente já se instalou. A doença fundamental — a de imaginar que você tem algum defeito — já se instalou. Então, não introduza mais essas diferenças entre indivíduos de acordo com seus países de origem. Faça yoga pelo bem de fazer yoga e aproveite seus benefícios!

No segundo capítulo dos *Yoga Sūtras*, Patañjali fala sobre *avidyā* e *asmitā*, ignorância e orgulho, que são falhas intelectuais, *rāga* e *dveṣa*, desejo e aversão, que são falhas emocionais, e *abhiniveśa*, medo da morte, que é uma falha instintiva (*Yoga Sūtras*, II, 3-9). Por meio do cultivo do corpo, da mente e da consciência, o praticante controla as falhas do intelecto, equilibra a base emocional do coração e fortalece a intuição. O yoga conduz àquela alegria na qual nos libertamos dos defeitos da inteligência, das emoções e dos instintos. Os diversos textos sobre yoga enfatizam diferentes aspectos, mas todos tratam do mesmo processo de desenvolvimento espiritual.

Não faça distinções dizendo que está praticando um yoga melhor ou pior do que outro. O yoga é uno, assim como o mundo é único, e as pessoas em todo o mundo são apenas uma só pessoa. Porque você pertence ao lugar chamado Itália ou Estados Unidos, você é italiano ou americano. Meu lugar é a Índia, então, sou um indiano, mas, como seres humanos, não há diferença entre nós. No yoga também — alguns podem escolher um caminho para experimentar a autorrealização, enquanto outros tomam outros caminhos, porém afirmo que não há absolutamente diferença alguma entre as diversas práticas de yoga.

Encontraremos a meditação e diferentes maneiras de trabalhar as emoções e os desejos em muitas práticas religiosas. Você pode ter ouvido falar de meditação zen e ter pensado que é algo diferente da meditação do yoga. Mas a meditação não pode ser chamada de meditação hindu ou meditação zen ou meditação transcendental. Meditação é simplesmente meditação. Lembre-se de que Buda nasceu na Índia e também foi um estudante de yoga. Quando estive em Tóquio, encontrei muitos mestres zen e eles me chamaram de mestre zen, também. Isso significa que a qualidade do meu trabalho e a concretização e a qualidade de suas práticas e do desenvolvimento espiritual devem ter sido as mesmas. Não há absolutamente diferença alguma. A essência da meditação dos *yogīs* — não digo dos hindus, mas dos *yogīs* — é a mesma da meditação dos mestres zen. Os mestres zen são *yogīs*, assim como nós somos *yogīs*. Quando falamos de yoga, dizemos que é uma das seis filosofias da Índia. Consequentemente, o yoga está ligado à religião hindu assim como o zen está associado ao budismo, de modo que você pode perceber as diferenças de opinião e as disputas entre facções. Porém o yoga foi oferecido à raça humana, não aos hindus. Esse é o significado de *sārvabhauma*: o yoga é uma cultura universal, não a cultura dos hindus; o mesmo ocorre com a meditação.

Os rios que correm no seu país e os rios que correm em meu país ajudam a irrigar nossas terras e a fertilizá-las; depois todos fluem para o mar e se tornam um único oceano. Da mesma maneira, somos todos seres humanos criados por Deus; não há diferença alguma entre nós. Somos todos um só. Os métodos de desenvolvimento espiritual são ofertados à evolução dos indivíduos do mundo todo. Por isso, não se deixe levar pelas palavras usadas em diferentes países. A essência é a mesma. Olhe para a essência e não seja enganado pelos nomes.

5

Os objetivos da vida

De acordo com a tradição indiana, a sociedade está dividida em quatro categorias, ou castas, conhecidas como: brahmin *(os sacerdotes),* kṣatriya *(os guerreiros),* vaiśya *(os comerciantes) e* śūdra *(os trabalhadores). Mesmo que hoje essas categorias pareçam estar desaparecendo como divisões sociais, continuam presentes no inconsciente e representam as diferentes características dos seres, o que tem um significado para nós, independentemente de qual seja a nossa profissão ou posição na sociedade.*

Como essas categorias aplicam-se à disciplina do yoga? Um iniciante deve trabalhar duro e suar para aprender. Essa é a característica do *śūdra*. Quando ele se tornar um estudante experiente, expressar-se-á ensinando para sustentar-se por intermédio do yoga. Esse é o estado mental do comerciante ou negociante, e assim representa a qualidade do *vaiśya*. Então, ele entra em competição com seus colegas — talvez até ensine com sentimento de orgulho e superioridade. Isso revela o caráter marcial do *kṣatriya*. No estágio final, o aspirante penetra profundamente na essência do yoga para extrair o néctar da realização espiritual. Esse é o fervor religioso do yoga e, quando se age fundamentado nesse sentimento, a prática do yoga é a do *brahmin*.

Essas quatro divisões ocorrem em muitas outras áreas. Desse modo, considerando-se que a vida do ser humano dure cem anos, esta é dividida em quatro períodos consecutivos de vinte e cinco anos, denominados *āśramas*. Estes períodos são: *bramacharya*, a fase da educação geral e religiosa; *gārhasthya*, ou vida em família; *vānaprastha*, ou preparação para a renúncia às atividades familiares;

e *sannyāsa*, ou desapego das questões deste mundo e conexão com o serviço de devoção ao Senhor.

Os sábios antigos também distinguiram quatro objetivos de vida, ou *puruṣārthas*, e recomendaram a busca de um deles durante cada um dos quatro *āśramas*. Os quatro objetivos de vida são: *dharma*, a ciência da ética, obrigações morais e sociais; *artha*, a aquisição dos bens materiais; *kāma*, os prazeres da vida; e *mokṣa*, liberação ou felicidade.

Sem *dharma*, ou o respeito às obrigações morais e sociais, a realização espiritual é impossível. E isso se aprende durante o primeiro dos quatro estágios da vida.

Artha, a aquisição de bens, possibilita que a pessoa se liberte da dependência dos outros. Não é uma questão de acumular riqueza, mas de ganhar a própria subsistência e conseguir manter o corpo em bom estado de saúde e a mente livre de preocupações. Um corpo mal alimentado se tornaria um solo fértil para a doença e a preocupação, e não seria um veículo apto para o desenvolvimento espiritual. *Artha* é o objetivo do segundo período da vida, quando é aconselhável adquirir não somente dinheiro, mas também um parceiro para iniciar a vida em família. Essa fase possibilita experimentar o amor e a felicidade humana e prepara o espírito para acessar o amor divino, por meio do sentimento de universalidade que se desenvolve da amizade e da compaixão. Portanto, não devemos fugir da responsabilidade de educar as crianças e as pessoas à nossa volta. Não há objeção ao casamento nem ao desejo de ter filhos — e isso não é considerado obstáculo para o conhecimento do amor divino, da felicidade e da união com a Alma Suprema.

Kāma, o terceiro dos *puruṣārthas*, que tradicionalmente corresponde ao terceiro período da vida, é a apreciação dos prazeres da vida, o que pressupõe um corpo saudável e uma mente harmoniosa e equilibrada. Por ser o corpo a morada do ser humano, devemos tratá-lo como o templo da alma. Nesse estágio da vida, a pessoa aprende a se libertar dos prazeres do mundo e a mover-se em direção à autorrealização.

Finalmente, ao quarto estágio da vida pertence *mokṣa*, que significa liberdade da escravidão dos prazeres do mundo. Essa libertação apenas acontece, de acordo com Patañjali, na ausência de doença, prostração, dúvida, negligência, preguiça, ilusão, falta de disposição ou atenção, sofrimento, desespero, agitação física, distúrbios respiratórios e outras aflições. *Mokṣa* também representa estar livre da pobreza, da ignorância e do orgulho. Nesse estado, percebe-se que poder, prazer, riquezas e conhecimento não conduzem à liberdade e, por fim, desaparecerão. Quando se atinge esse estágio, ocorre a emancipação e a luz divina resplandece. A partir da autorrealização prossegue-se para a realização divina. Assim termina a jornada do homem, que se move da busca mundana para a busca da Alma Universal, ou Deus.

Nos capítulos seguintes, veremos como a prática do yoga se relaciona com os diferentes estágios da jornada da vida.

6

Infância

A abordagem do yoga para uma criança pequena é bem diferente da abordagem para um adulto. Considere o desenvolvimento intelectual de um adulto e o de uma criança, e considere a velocidade de uma criança em ação física comparada à velocidade de um adulto. A criança é muito mais rápida nos movimentos corporais do que o adulto. Apesar de o desenvolvimento intelectual da criança não ter atingido o nível do desenvolvimento de um adulto, a criança vê com mente universal enquanto um adulto é mais individualista do que universal.

Os adultos têm muitos problemas emocionais. As crianças têm menos problemas dessa ordem, e, quando têm algum, não é da mesma natureza dos problemas dos adultos. Se eu o repreender em uma aula, você vai se lembrar para o resto de sua vida do homem que veio da Índia e o chamou de estúpido. Mas se você repreender uma criança e depois de uma hora perguntar-lhe o que aconteceu, ela vai responder "não sei". Aparentemente, o sofrimento emocional de uma criança dura alguns segundos, mas o de um adulto, uma vida inteira.

As crianças têm velocidade. Não gostam de monotonia. Amam variedade e novidade em tudo. Para você, a mesma postura deve ser explicada todo dia e, ainda assim, você não vai captá-la totalmente. Mas peça a um grupo de crianças para fazê-la em dois segundos e elas farão muito bem. A mente de uma criança está no presente e não vai ao passado ou ao futuro. Porém os adultos sempre se movem para o passado ou para o futuro e nunca estão no presente. Esse é o motivo por que temos de explicar tanto aos adultos, trazê-los de volta ao presente. Uma criança aprende mais rápido que um adulto, por meio de seus olhos. Se a explicação for longa demais, a criança perderá o interesse, irá dormir. Todavia, se eu explico ou demonstro de modo rápido para um grupo de adultos, eles dizem que não conseguem entender. As crianças devem ser ensinadas de acordo com seu comportamento, e os adultos devem ser ensinados de acordo com suas circunstâncias emocionais e ambientais. Por todas essas razões, crianças e adultos devem ser ensinados separadamente. Não é possível para uma criança pequena fazer um curso de yoga concebido para adultos. Mesmo se uma criança for interessada em yoga, você vai matar esse interesse se a colocar em uma aula para adultos, porque ela ficará entediada.

Adultos precisam de meditação, mas peça para uma criança meditar — ela vai adormecer imediatamente. Pode levar horas até que vocês adormeçam, pois muitos adultos precisam de medicamentos para dormir; uma criança, nunca. Elas podem estar muito agitadas e ativas, e, numa fração de segundo, se tornar passivas. É por isso que ficam entediadas quando você ensina devagar.

Eu já ouvi de adultos que as crianças têm dificuldades para se concentrar. Elas se concentram muito bem, não têm dificuldades. Tudo depende da maneira como você atrai a atenção delas. Se eu falar com crianças com base no meu ponto de vista adulto, elas não se concentrarão no assunto. Eu preciso perceber qual linguagem elas entendem e me expressar nessa linguagem, não na minha linguagem nem na de vocês. Dessa maneira, elas se concentrarão de imediato, porque estarão atraídas ao seu próprio nível de entendimento. Primeiro, devo apresentar o tema de maneira apropriada a elas, para que comecem a entender. Só depois disso, como professor, posso introduzir meus novos tópicos. Somente atraindo a atenção das crianças posso transmitir algo novo.

Vou dar um exemplo: um tempo atrás, algumas autoridades de ensino em Puna me convidaram para ensinar yoga a um grupo de crianças entre dez e dezesseis anos. A instituição tinha a reputação de ser difícil. Até os dias de hoje, nenhum professor quer lecionar nessa escola porque o mau comportamento dos alunos é notório e ninguém consegue controlá-los. Eles me perguntaram se eu poderia dar aulas, e eu aceitei.

Soube no momento em que comecei, no primeiro dia, em meio a tanto barulho na sala, que as crianças achavam que poderiam brincar comigo porque eu era um professor novo. Então, deixei que brincassem comigo. Se eu tivesse sido muito rígido logo no primeiro dia, encontraria a sala de aula vazia no dia seguinte. As crianças matariam a aula e não viriam. Mas, quando elas começaram a fazer muita bagunça, eu disse: "Vocês são muito bons em fazer bagunça. Vamos lá, mais um pouco!". No momento em que eu disse "façam um pouco mais de barulho", eu ganhei a classe. Se eu tivesse pedido que não fizessem barulho, teria sido muito mais difícil. Isso é conhecido como psicologia. Eu estudei a psicologia da situação e disse: "Talvez vocês devam fazer um pouco mais de barulho. Não é o suficiente!". Isso surpreendeu os alunos. E, assim, conduzi a aula.

Depois, eles começaram a jogar bolinhas de papel, como crianças costumam fazer, acertando o professor ou os colegas. O que eu fiz foi observar quem começava, quem comandava a brincadeira. Juntei todos aqueles alunos e, quando comecei a ensinar, chamei os bagunceiros para o tablado, para que fossem os monitores da aula. Fiz com que fossem os líderes e disse: "Eu faço as posturas. Vocês ficam aí e, enquanto eu conduzo a aula, vocês fazem como eu faço, então vocês podem ser os mestres.".

Eu conquistei as crianças, e muitos professores de outras disciplinas começaram a chegar. Eles se perguntavam o que acontecia naquela aula de yoga em que não havia som. Eles achavam que haveria mais barulho na aula de yoga do que em outras, porque era matéria opcional. Todos queriam saber como eu controlava as crianças. Eu respondia: "Eu não as controlo, não digo nada. Às vezes, eu brinco com elas, só isso.". Essa é a psicologia das crianças. Ao colocar-me no mesmo nível delas, no âmbito físico e mental, posso desenvolvê-las lentamente. Se eu disser "Vamos lá, concentrem-se!", não terei chance. Então, tive de mostrar um lado "pestinha" e dizer: "Vamos lá, façam um pouco mais de barulho!". Depois eu disse: "Eu amo vocês. Gosto de vocês porque são muito bagunceiros.". É assim que as crianças começam a amar o professor.

As crianças observam nossos olhos, por isso nossos olhos devem ser tão vivazes quanto os olhos delas. Assim, elas se concentram. As crianças são controladas por meio de seus olhos, não por meio de palavras. Você deve expressar as palavras por intermédio dos olhos. Isso atrai sua atenção e, dessa forma, vem a concentração.

7

Amor e casamento

Um aluno que estava prestes a se tornar pai me perguntou como um futuro pai deveria comportar-se perante a esposa. Esta foi a minha resposta: "Como você pôde ser um futuro pai? Afinal de contas, você é marido antes de ser pai. Você é um marido para a sua esposa, não é? Então, deve se comportar como um marido — como um verdadeiro parceiro de vida de sua esposa.".

Naturalmente, sei que, quando eles tiverem o filho, o amor será compartilhado em três em vez de dois. Mas para isso não é preciso nenhum conselho a não ser o de viver como um verdadeiro marido, da maneira que já era antes de ser pai, e de manter o mesmo amor e a mesma afeição. Afinal de contas, o que é o filho senão um fruto do amor desses dois seres humanos? É como uma flor. Deve haver mais alegria no casal para apreciar a flor do seu amor.

A chegada de um filho não acarreta necessariamente nenhuma mudança entre marido e esposa. Sou pai de seis crianças. Minha afeição por minha mulher nunca diminuiu até a sua morte, e não me apaixonei por mais ninguém, apesar de muitas aspirantes terem tentado me conquistar. Assim como nenhuma conseguiu comigo, aconselho o futuro pai a garantir que ninguém consiga afastá-lo de sua esposa. Esse é o meu conselho, que também se aplica à futura mãe.

Agora, você consegue diferenciar o que é espiritual do que é sensual? Quando os pais são espiritualmente unidos no sexo, o primeiro filho é uma criança divina. É uma flor pura de amor e comunhão. Mas, depois do primeiro filho, vocês conseguem manter a mesma comunhão que tinham na primeira floração do seu amor?

Se esse amor conseguir se manter ao longo de sua vida, é um amor divino. Se o amor mudar e se a esposa ou o marido forem atraídos por outra pessoa, então, deve-se procurar saber se é um verdadeiro amor espiritual ou um amor sensual. Isso deve ser experimentado. É subjetivo. Cada um pode procurar sentir se é um prazer sensual ou uma comunhão divina de amor entre duas pessoas. Apesar de eu ter vindo quarenta ou cinquenta vezes para o Ocidente, ainda não consegui entender como algumas mulheres dizem "ah, como eu amo meu marido" e, depois de dois ou três anos, "ah, como eu odeio o meu marido"; e o mesmo ocorre com alguns maridos: "ah, eu amava a minha esposa, mas o que aconteceu com aquele amor?". Em seus países, esse problema é agudo, mas, na Índia, parece que não temos essas mesmas questões. Quando nos casamos, vivemos felizes até o fim de nossas vidas. Não celebramos bodas de prata ou de ouro porque prestamos um juramento ao nos casarmos de nos compreendermos um ao outro por toda a vida.

Há um conceito moral na filosofia do yoga que conduz muitos a um grande mal-entendido. É o quarto aspecto de *yama*, conhecido como *brahmacharya*. De acordo com o dicionário, a palavra significa celibato, estudo religioso, autocontrole e castidade. Todos os tratados sobre yoga explicam que a perda de sêmen leva à morte, e sua retenção, à vida. Patañjali também enfatiza a importância de controlar o corpo, a palavra e a mente. Ele explica que a preservação do sêmen produz vigor, força e poder, coragem e bravura, energia e o elixir da vida; daí a sua determinação em preservá-lo por meio de um esforço de vontade concentrado. Mesmo assim, a filosofia do yoga não é feita apenas para celibatários. Quase todos os *yogīs* e sábios da Índia foram casados e pais de família. O sábio Vasiṣṭha, por exemplo, teve cem filhos e, mesmo assim, foi considerado um *brahmachārī* porque não buscava apenas prazer nas relações sexuais. *Brahmacharya*, portanto, não é um conceito negativo nem uma proibição ou uma austeridade imposta. Na verdade, os sábios que eram casados estudavam as estrelas para saber qual seria um dia auspicioso para ter relações sexuais; assim, sua prole seria virtuosa e teria a mente espiritualizada. Essa disciplina era considerada parte de *brahmacharya*.

De acordo com *śrī* Ādi Saṅkarāchārya, um *brahmachārī* é alguém que estuda a fundo a sagrada sabedoria védica, que está sempre em contato com o âmago do ser e que, assim, percebe o divino em todas as pessoas. A mulher casada ou o homem casado podem, portanto, praticar *brahmacharya* ao entender que não devem abusar de sua sexualidade, e sim controlá-la.

Hoje, em nome da liberdade, as pessoas se comportam como libertinas, mas a vida de um libertino não é liberdade verdadeira. Os cinco princípios de *yama* constituem ética social. Cada indivíduo deve observar uma certa disciplina dentro da sociedade. Apenas a liberdade combinada à disciplina é a verdadeira liberdade.

Para mim, *brahmacharya* é uma vida conjugal feliz, com a mulher ou o homem casados aprendendo a amar seu parceiro com o coração e a cabeça, ao passo que o *brahmachārī* que se afirma celibatário pode não amar ninguém e, contudo, lançar olhares lascivos a quem vier a conhecer.

8

Vida em família

As pessoas, às vezes, me perguntam se é possível praticar yoga e levar uma vida normal em família. Meu próprio exemplo não basta como resposta? Torna-se pessoal quando eu falo desta maneira, mas, por favor, não confundam o que quero dizer. Muitos swamis *e professores na Índia e na Europa são protegidos por ricos patronos, mas eu não fui protegido por ninguém na minha vida, porque sou um simples homem de família. Se eu usar túnicas longas e esvoaçantes, parecerei um* swami, *mas, se eu me vestir como uma pessoa comum, serei apenas o senhor Iyengar!*

Na minha juventude, muitas pessoas tentaram me convencer a tornar-me um *sannyāsin* (renunciante). Eu dizia: "Não, eu vou me casar. Conhecerei as lutas e crises do mundo e praticarei yoga.". Agora, sou um velho guerreiro. Tenho seis filhos e ainda pratico yoga. Não abandonei minhas responsabilidades para com as pessoas. Posso viver a vida como testemunha sem ser parte ou parcela da ação. Posso estar aqui, conversar, ajudar outras pessoas, mas posso retirar-me completamente do contexto em uma fração de segundo. Isso é o que o yoga me deu. Por isso, sou muito grato a essa arte imortal, a essa filosofia imortal.

O yoga era desconhecido quando comecei a ensinar. Eu precisava pedir às pessoas um prato de comida em troca de uma aula. Houve vezes em que eu pratiquei yoga bebendo apenas água da torneira, sem comida alguma, durante dias. Quando conseguia algum dinheiro, vivia à base de pão e chá, porque era a comida mais barata que podia obter na Índia, naquela época. Quando me casei, não tinha meios para cuidar da minha esposa. No fundo do meu coração, eu me dizia: "estou sofrendo e agora fazendo a minha esposa sofrer comigo". Um dos meus alunos me deu um fogareiro a querosene, outro me deu querosene, e eu comprei apenas uma panela e dois pratos para ter onde comer. Minha esposa cozinhava arroz e, quando este ficava pronto, eu colocava tudo em um prato para que ela preparasse o *dal*[7] na mesma panela. Assim era minha vida naquela fase inicial. Mas isso ficou para trás. Lutei aos poucos não apenas para alimentar a mim mesmo, minha esposa e meus filhos, mas para desenvolver, ao mesmo tempo, esta disciplina tão mal compreendida, o yoga, que nos anos 1930 não era valorizado nem mesmo na Índia.

Durante todos esses anos, e apesar de meus compromissos com a família, nunca parei de praticar yoga. Não parei por uma simples razão que vocês poderiam chamar de gratidão. O que me fez chegar aonde estou hoje foi a prática de *āsanas*. Eu os ensinei como exercícios físicos nos anos 1930 sem saber o que eu deveria e o que eu não deveria ensinar, mas com a determinação de trazê-los ao mundo e agregar respeito a essa arte pouco conhecida e tão incompreendida.

Sou grato ao Senhor Patañjali por ter me feito chegar a este nível. Fui um aluno medíocre. Não conseguia nem mesmo alcançar a média para passar de ano na escola. Sequer concluí o ensino médio. Meu grau de instrução é nulo. No entanto, mesmo com essa não-educação, o yoga me levou a conhecer pessoas de todas as classes sociais e a descobrir o mundo. Aprendi inglês só por contato. Continuei a praticar yoga, e as pessoas insistiam para que eu a ensinasse. Eu sabia apenas duas coisas: como fazer e como ensinar. Enquanto praticava ou ensinava, eu podia expressar a beleza exterior de um *āsana* com a máxima atenção interior. Eu não sabia nada além disso.

Não negligenciei minha prática nem minha família. O problema de muitos de nós é a ambição. Vocês querem fazer um *āsana* como me veem fazendo, mas se esquecem de que eu pratico yoga há mais de cinquenta anos, enquanto vocês estão apenas começando.

---

7. Típico prato da culinária indiana feito à base de cereais e leguminosas, geralmente lentilhas. Tem como origem etimológica o nome dos cestos feitos de bambu que são utilizados para medir e transportar esses cereais, geralmente levados sobre as cabeças. (N.E.)

Uma abordagem ambiciosa ou impaciente trará doenças, físicas ou mentais. Portanto, tratem a prática de yoga como parte de suas vidas, criando espaço para ela entre suas atividades cotidianas.

Como eu já disse, há uma elevação na autorrealização. O objetivo final é a visão da alma. Sem objetivo, não se trabalha. Podemos alcançar o infinito, mas devemos fazer isso com os meios finitos que existem à nossa disposição. Qualquer coisa feita esporadicamente terá apenas efeitos esporádicos. Se você praticar apenas esporadicamente, não conseguirá manter a sensibilidade da inteligência nem a maturidade no esforço requerido para progredir em direção ao objetivo final. Você deve cultivar uma certa disciplina de modo que consiga manter a sensibilidade criativa. Em vez de trabalhar quando e como tiver vontade, é melhor trabalhar regularmente, todos os dias, para manter a qualidade dos efeitos. Se sua prática for irregular, ainda haverá alguns efeitos, mas não terão a mesma qualidade.

Quando você tiver constituído a base de uma prática regular na estrutura de sua rotina diária, poderá deixar que a força divina aja em seu próprio tempo. Quando a bênção divina chegar, experimente-a e continue trabalhando. Se a bênção divina não vier hoje, pode chegar daqui a vinte anos. E, mesmo que nunca chegue, continue a trabalhar — pelo menos você terá alcançado saúde e alegria, o que em si já é uma graça divina.

Não pense que você deva ter algo de extraordinário para mostrar às outras pessoas. Se você coloca uma semente no solo hoje e diz "em dez dias eu quero uma fruta", ela vem? A fruta vem naturalmente, não é? Quando a árvore estiver pronta para dar frutos, eles virão. Mesmo que você insista dizendo "eu quero, eu quero!", os frutos não virão antes do tempo. Mas quando você pensar que a árvore não lhe dará frutos, eis que, de repente, eles crescerão. O fruto tem de vir naturalmente, não artificialmente. Então, trabalhe e deixe que venha ou que não venha, mas continue sua prática. Mesmo que você tenha uma vida familiar e compromissos com a família, não há problemas.

Se eu fosse um *sannyāsin*, poderia dizer que cada um de vocês deveria tornar-se *sannyāsin* e renunciar à vida em família para seguir um caminho espiritual. Um *sannyāsin* desconhece a vida de um chefe de família, portanto, para ele, é fácil dizer "Deixe sua família, divorcie-se e venha comigo". Atualmente, muitas pessoas envolvidas com yoga se esquecem de suas responsabilidades para com filhos, maridos ou esposas. Essa não é uma atitude típica do yoga, mas, sim, de um fanático. Os *yogis* da Índia ancestral eram chefes de família e alcançavam o zênite do yoga enquanto praticavam suas atividades domésticas, cercados de familiares e filhos. Como homem de família, posso questionar: por que você deveria abandonar seus compromissos familiares? Você deve descobrir suas próprias limitações. E é isto o que o yoga ensina: primeiro, a conhecer suas limitações; depois, a crescer a partir delas. Então, mesmo se você tem dez ou quinze filhos, isso não precisa ser um obstáculo para o seu desenvolvimento espiritual.

9

Velhice

Nunca é tarde demais para praticar yoga. Se assim fosse, eu deveria ter parado a minha prática há muito tempo. Por que eu haveria de parar agora? Muitos yogīs *indianos alcançam um determinado ponto em suas vidas e dizem que atingiram* samādhi, *por isso não precisam praticar. Mas eu não disse isso até agora. Por que não? Aprender é um deleite, e há muitos deleites a serem obtidos pela prática do yoga. Mas eu não estou fazendo isso pelo deleite! No início, o deleite era o objetivo, mas agora é o subproduto. A sensibilidade da inteligência desenvolvida não deve ser perdida. É por isso que a prática deve continuar.*

Se você tem uma faca e não a usa, o que acontece? Ela fica enferrujada, não é mesmo? Se você quer continuar a usá-la, deve afiá-la regularmente. Amolando-a com assiduidade, você conseguirá mantê-la afiada para sempre. De maneira similar, tendo experimentado o *samādhi* uma vez, como pode saber que vai permanecer alerta e consciente para sempre? Como pode alegar mantê-lo sem prática? Você pode esquecer e voltar a viver sua vida como antes. Um dançarino ou um músico de orquestra podem apresentar uma ótima *performance* se não praticaram por um ano? O mesmo ocorre com um *yogī*. Ainda que alguém tenha alcançado o nível máximo, no momento em que acredita ter atingido o objetivo e que a prática não é mais necessária, ele se torna instável. Para manter a estabilidade, a prática deve continuar. A sensibilidade requer estabilidade. Deve ser mantida com a prática regular.

Você pode ter cinquenta ou sessenta anos e perguntar a si mesmo se é tarde demais para começar a praticar yoga. Uma parte da mente diz "vá em frente", e a outra parte fica hesitante. Qual é essa parte da mente que está hesitante? Talvez seja o medo. O que produz esse medo? A mente está pregando três peças. Uma parte quer seguir em frente, outra quer hesitar e a terceira cria o medo. A mesma mente está causando esses três estados. O tronco é o mesmo, mas a árvore tem muitos galhos. A mente é a mesma, mas seus conteúdos são contraditórios. E sua memória também prega peças, reagindo com veemência sem dar à sua inteligência a oportunidade de pensar.

Por que um homem idoso gosta de sexo? Por que sua idade não chega à sua mente? Se ele vê uma moça jovem, sua mente vai divagar, mesmo que não exista mais capacidade física para o sexo. Qual é o estado de sua mente? Ele gostaria de fazer sexo, certo? Mas peça a ele que faça yoga ou algo para manter a sua saúde, ele dirá: "Ah, já passei da idade!". Então a mente é a construtora e a mente é a destruidora. De um lado, a mente está construindo você e, do outro, destruindo. Você deve dizer ao lado destrutivo da mente para ficar quieto — assim, você aprenderá.

Todos nós somos bons em abusar de coisas ruins. Idade não conta para isso, mas, para uma coisa boa, sim. Isso sempre me surpreende. Sempre digo que deveríamos aprender a abusar de coisas boas! Vocês falam da mente superando a matéria, mas em que casos isso se aplica? Devemos mergulhar nisso. Aqueles que entendem vida e morte sabem. Não estamos nem nadando nem afundando, mas algo entre isso. A vida é nadar, e a morte é afundar. Se vocês conhecem ambas, não existe medo. Como não queremos conhecê-las, o medo vem. Mas por que não devo encarar a morte com alegria? O medo diz que, quando se envelhece, aumentam os sofrimentos e as doenças. Sua mente diz que você deveria ter feito yoga antes, ou continuado a prática, sem nunca ter parado na juventude. Agora, você diz que está muito velho e que talvez seja tarde demais, então você hesita. O melhor é apenas começar e, assim que começar, manter um ritmo regular da prática.

Em uma certa idade, o corpo realmente começa a decair, e, se você não fizer nada, sequer suprirá de sangue as áreas em que este chegava normalmente antes. Ao praticar *āsanas*, possibilitamos que o sangue nutra as extremidades e profundidades do nosso corpo, e dessa maneira as células se mantêm saudáveis. Mas se você disser "não, estou velho", naturalmente a circulação sanguínea retrocederá. Se não chover, virá a seca e a escassez, e se você não praticar yoga — se não irrigar o corpo —, obterá seca e escassez no corpo na forma de doenças incuráveis e simplesmente as aceitará, preparando-se para morrer.

Por que você permite que venha a seca se pode irrigar o corpo? Se você não pudesse irrigá-lo de maneira alguma, seria diferente. Mas, quando isso é possível, você certamente deve fazê-lo. Não o fazer permite que forças ofensivas cresçam e forças defensivas decresçam. Doença é uma força ofensiva; energia interna é uma força defensiva. À medida que crescemos, as forças defensivas diminuem, enquanto as forças ofensivas aumentam. É assim que as doenças entram em nosso sistema. Um corpo que realiza a prática de yoga é como um forte cuja força defensiva é mantida de maneira que as forças ofensivas, na forma de doenças, não atravessam sua pele. O que você prefere? Yoga ajuda a manter a força defensiva em ótimo nível, e isso é conhecido como saúde.

Muito tem se falado dos perigos do yoga, dos riscos de lesões. No entanto, se você andar pela rua sem prestar atenção, pode sofrer um acidente. Então você alerta as pessoas para não caminharem? Pessoas morrem quando estão na cama. Então é perigoso dormir em uma cama?

Pratico yoga há mais de cinquenta anos, e ensinei muitos milhares de alunos nos cinco continentes deste globo. Infelizmente, existem professores com pouquíssimo conhecimento para lecionar. O problema não vem da arte do yoga, mas da falta de experiência dos professores, bem como da impaciência dos alunos. Se uma pessoa que nem consegue estar em pé tentar caminhar, quebrará as pernas; assim é no yoga. Nos países ocidentais, em particular, as pessoas querem, acima de tudo, fazer a postura de lótus, *padmāsana*. Elas dizem "Acho que consigo!". Infelizmente o pensar é na cabeça, mas o fazer é no joelho! Se você não entende a inteligência do joelho e o força a seguir seu cérebro, o joelho se quebra. Mas se você entende a rigidez e a mobilidade do joelho e vai, passo a passo, removendo a rigidez e aumentando a mobilidade, dessa forma, não há perigo algum. Se ocorrem acidentes no yoga, não é culpa do yoga, mas da agressividade na prática do aluno.

Então, todos vocês podem praticar yoga. A rainha da Bélgica começou a fazer posturas invertidas de equilíbrio sobre a cabeça aos oitenta e seis anos. Nada aconteceu a ela. Espero que não haja confusão com o que estou dizendo. Você pode fazê-las, desde que faça com critério, ciente de sua capacidade. Se você tentar me imitar, obviamente vai sentir dor, porque eu pratico há mais de meio século. É preciso esperar para alcançar este nível. O yoga não deve ser apressado.

10

Morte

A morte não é importante para um yogī; ele não se importa de saber quando vai morrer e é indiferente ao que acontece depois da morte. O yogī se preocupa apenas com a vida — em como pode usar sua vida para o bem da humanidade. Tendo passado por vários tipos de dores na vida e adquirido certo domínio sobre elas, ele desenvolve compaixão para ajudar a sociedade e se mantém em pureza e santidade. Nada além disso interessa ao yogī.

Se estivéssemos todos no mesmo nível de desenvolvimento, não haveria diferenças entre nós, em nossos pensamentos e comportamentos. Então, o mundo estaria em paz há muito tempo. Mas somos todos fragmentados, despedaçados, física, mental, moral e espiritualmente. O pensamento hindu reconhece as diferenças de nível entre indivíduos. Diz que temos de aceitar que existimos desde tempos imemoriais, e é conforme o progresso ou a lentidão em nosso desenvolvimento passado que essas diferenças emergem. Uma nova vida é a semente que emerge de uma planta antiga e reflete o grau de desenvolvimento espiritual da planta.

Um indivíduo comum acredita em aprimoramento, em refinar-se mais e mais. Ele é como um artista que quer melhorar a qualidade de sua vida e ser melhor do que é. O *yogī* também sabe que deve aprimorar-se continuamente. Ele aceita a morte com alegria e acredita em renascimento, enquanto se esforça para prosseguir refinando sua maneira de pensar e de agir. Quando se plantam as sementes, as plantas brotam, e, quando maduras, dão novas sementes para um novo plantio e para uma nova colheita. Assim o *yogī* desenvolve a qualidade de sua vida de maneira que uma boa semente possa emergir e sua próxima vida possa trazer a colheita da fragrância espiritual.

Eu tenho contado o que a minha religião diz sobre morte e renascimento. A sua religião pode dizer outra coisa. Minha religião diz que renascimento é possível. Não devemos rir das crenças dos outros. Viva no presente e conheça-se bem. O medo da morte não pode ser superado por pessoas comuns, e sim por *yogīs* — mas não por *yogīs* comuns como você e eu! Ainda temos um longo caminho a seguir em nossa prática. Estamos apenas no começo.

11

Fé

Algumas vezes, me perguntam se é necessário que um praticante de yoga acredite em Deus. Minha resposta é muito simples: "Se você não acredita em Deus, acredita em sua própria existência?". A partir do momento em que você acredita na própria existência, isso significa que deseja aprimorar-se para que sua vida também melhore. Então o faça, e talvez isso possa conduzi-lo a ver a luz mais elevada. Logo, você não precisa acreditar em Deus, mas deve acreditar em si mesmo.

Você acredita em si mesmo? Você acredita em sua existência? Você está aqui ou não? Você acredita que está existindo ou que o que está vivendo é apenas um sonho? Essa experiência de vida quer que você viva como uma pessoa melhor do que você é. Essa é a faísca divina da fé. Daí vem todo o resto.

Há uma diferença imensa entre crença e fé. Eu posso acreditar no que Jesus Cristo disse, mas não significa necessariamente que vou segui-lo. Quando sofri de tuberculose e me curei graças ao yoga, eu não acreditava que seria curado pelo yoga. No entanto o yoga me curou, e isso me deu fé. Fé não é crença. É mais do que crença. Você pode acreditar em algo e não agir de acordo com isso, mas a fé é algo que você experimenta. Você não pode ignorá-la. Se for ignorada, não é fé. A crença é objetiva — você pode pegar ou largar. Mas a fé é subjetiva — não se pode rejeitá-la.

Espero que você entenda quando digo que acreditar em Deus é secundário. O fato de você existir é primário, não é? Você é um exemplo vivo de que está vivendo. E, já que você está vivendo, quer se desenvolver. Quer ser melhor do que é. Essa é a vitamina de ouro que possibilitará seu progresso.

O fato de você estar existindo é fé. Você não acredita que esteja vivendo. Sua existência é a fé que você está vivendo. Mas por que você está vivendo? Para ser uma pessoa melhor. Do contrário, você pode simplesmente morrer! Deixe-me vê-lo morrer! Vá e atire-se no oceano! Por que você não quer se atirar? Porque quer viver. Por quê? É isso que você deve descobrir. Isso é fé.

PARTE DOIS

A árvore e suas partes

12

Esforço, consciência e felicidade

Quando você está fazendo uma postura de yoga, consegue encontrar aquele delicado equilíbrio na extensão máxima da postura e ultrapassar esse ponto, de maneira que o esforço excessivo acaba criando a tensão errada no corpo?

Quando você estende em demasia uma região do corpo para conseguir alcançar o movimento ideal, alguma vez já percebeu que está ao mesmo tempo dando pouquíssima atenção para outras partes do corpo? Isso perturba o corpo e o faz se desequilibrar. Se a raiz de uma árvore for fraca, a árvore em si não poderá ser forte. Suponha que você esteja fazendo a postura invertida de equilíbrio sobre a cabeça. O que acontece se você esticar as pernas para conseguir avançar na postura e deixar os músculos do pescoço se afrouxarem, ou se os seus cotovelos não se firmarem no chão? Então, surge o medo de cair ou de oscilar de um lado para o outro? Porque os músculos fortes tentam controlar a postura, os músculos fracos cedem. Ao fazer a postura, portanto, você deve manter uma única extensão da cabeça aos pés, sem permitir que parte alguma se solte. Quando estiver estendendo as pernas, deverá enviar um sinal de alarme para os braços: "Estou estendendo a perna, então não desviem a atenção!". Isso é percepção consciente. Como perdemos a percepção consciente e nossa atenção é parcial, não sabemos se estamos mantendo tudo sob controle ou não.

Você pode perder os benefícios do que está fazendo por concentrar muita atenção parcial na tentativa de aperfeiçoar a postura. Onde está o seu foco? Está tentando aperfeiçoar a postura, mas de que ponto a que ponto? É aí que as coisas se tornam difíceis. Focar em um ponto é concentração. Focar em todos os pontos ao mesmo tempo é meditação. A meditação é centrífuga e também centrípeta. Durante a concentração, você quer focar em um ponto, e os demais pontos perdem o seu potencial. Entretanto, se você espalhar a concentração da parte estendida para todas as outras partes do corpo sem perder a concentração na parte estendida, não perderá a ação interna nem a expressão exterior da postura, e isso lhe ensinará o que é a meditação. A concentração tem um ponto de foco; a meditação não tem pontos. Esse é o segredo.

Durante a concentração, é provável que você se esqueça de algumas partes do corpo enquanto a sua atenção se dirige a outras. É por isso que você sente dor em algumas partes do corpo. É porque os músculos não contemplados perderam seu poder e entraram em colapso. Mas você não saberá que os deixou colapsar porque são precisamente os músculos sobre os quais perdeu momentaneamente a percepção consciente. Em yoga, há uma coisa que todos vocês devem saber: a parte mais fraca é a origem da ação.

Em qualquer postura de yoga, duas coisas são necessárias: senso de direção e centro de gravidade. Muitos de nós não pensamos no senso de direção, embora, em cada postura, tanto o senso de direção quanto o centro de gravidade precisem ser mantidos. Para manter o centro de gravidade, todos os músculos devem estar alinhados uns com os outros.

Se houver um estiramento exagerado em determinados músculos, o centro de gravidade também será alterado. Talvez, por causa de insensibilidade, você não se conscientize de que esteja fazendo isso. Insensibilidade significa que aquela parte do corpo está desatenta — que ela não tem consciência —, e essa é a parte onde a dor vai se desenvolver. Você pode ter a impressão de que não há dor enquanto estiver fazendo a postura, mas a dor vem depois. Como você não sentiu a dor na hora da prática?

Pegue como exemplo uma dor acima dos ísquios ao realizar um *āsana* de flexão para a frente, como *paśchimottānāsana*. Se você tem esse problema, observe na próxima vez em que fizer a postura que uma perna estará tocando o chão, que a nádega oposta estará levemente fora do chão e que um músculo sacroilíaco estará estendido em sua parte externa, enquanto, do outro lado, a parte interna do músculo estará estendida. Isso ocorre porque um músculo é sensível, e o outro, insensível. Os dois se movimentam de acordo com suas próprias memórias e a inteligência.

Você está ciente de todas essas coisas? Talvez não, porque não medita nessas posturas. Você faz a postura, mas não reflete sobre ela. Você está se concentrando, tentando fazer a postura bem. Você quer fazer o melhor, mas está fazendo o melhor apenas em um lado. Isso é conhecido como concentração, não como meditação. Você deve deslocar a luz da consciência daquele lado para que cubra todo o outro lado também; é isso que a prática requer.

Se você tem qualquer tipo de problema, deve observar o que está acontecendo na postura. Há alinhamento ou desalinhamento? Talvez o seu fígado se estenda, mas seu estômago se contraia, ou talvez o contrário. Seu professor também pode observar isso e tocar a parte relevante que o ajude a estender o estômago, ou o fígado, de maneira que fiquem em harmonia um com o outro e você encontre o ajuste e o posicionamento correto dos órgãos físicos.

Em sua prática, você descobrirá dentro do próprio corpo que uma parte é violenta e a outra, não violenta. Em um lado, há violência deliberada, porque as células estão trabalhando demais. E no suposto lado não violento há violência não deliberada, porque as células estão morrendo, como os natimortos. Eu toco a parte onde as células estão mortas, de modo que possa se produzir uma pequena germinação — e as células possam ganhar uma vida nova. Eu crio vida nessas células por meio desse ajuste que faço ao tocar meus alunos. Contudo esse ajuste criativo é visto por algumas pessoas como violência, e eu serei descrito como um professor violento ou agressivo!

Esse toque do professor no corpo não é como um toque de massagem. É mais que massagem — é um autoajuste que a massagem não pode produzir. O efeito desse toque em yoga é permanente porque fazemos com que as pessoas entendam subjetivamente o processo que está acontecendo em seus corpos. Com massagem não se consegue fazer isso. Usa-se a força, e o efeito é apenas momentâneo. O princípio é o mesmo, mas o efeito não permanecerá ali.

Yoga e massagem não deveriam ser misturados. Se você praticar um bom yoga e depois receber uma massagem, veja o que acontece no dia seguinte. Estará quase morto! Massagem é relaxante, mas é um relaxamento forçado, vindo de manipulação externa.

Yoga é extensão — extensão dando liberdade ao corpo para relaxar por si mesmo. É um relaxamento natural.

Vamos retornar à questão do esforço. Se você observar o esforço envolvido ao realizar uma postura como um iniciante e continuar a observá-lo enquanto progride, o esforço vai diminuir, e o nível de *performance* do *āsana* aumentará. O grau de esforço físico vai despencar e o de conquista aumentará.

Na medida em que trabalha, você pode experimentar algum desconforto por causa da imprecisão de sua postura. Então, você deve apreender e digerir a informação. Deve fazer um esforço de compreensão e observação: "Por que estou sentindo dor neste ponto? Por que não sinto dor em outro momento ou em outro movimento? O que tenho de fazer com essa parte do corpo? E com aquela outra parte? Como posso me livrar dessa dor? Por que estou sentindo esta pressão? Por que este lado é mais dolorido? Como os músculos estão se comportando deste lado? E do outro lado?".

Você deve continuar analisando e, por meio da análise, entenderá. O yoga requer análise na ação. Considere novamente o exemplo de dor após praticar *paśchimottānāsana*. Depois de finalizar a postura, talvez você sinta dor, mas os músculos estavam enviando mensagens enquanto você fazia a postura. Como não percebeu? Você precisa ver quais mensagens vêm das fibras, dos músculos, dos nervos e da pele enquanto faz a postura. Assim, pode-se aprender. Não basta experimentar hoje e analisar amanhã. Dessa maneira, você não terá chance.

Análise e experimentação têm de andar juntos, e, na prática do dia seguinte, você deve pensar novamente: "Estou fazendo a postura antiga ou há uma nova sensação? Posso estender essa sensação um pouquinho mais? Se não consigo estender, o que está faltando?".

Análise em ação é o único guia. Você prossegue por tentativa e erro. À medida que as tentativas crescem, os erros diminuem. Então, as dúvidas diminuem, e, com menos dúvidas, o esforço também diminui. Enquanto as dúvidas estão presentes, há mais esforços, porque você segue oscilante, dizendo "deixe-me tentar isto, agora aquilo, vou fazer deste jeito, agora de outro". No entanto, quando você encontra o método adequado, o esforço diminui porque a energia dissipada em várias áreas é controlada, e não mais desperdiçada.

É verdade que em observação você dissipa energia no início; mais tarde, você não a desperdiçará mais. É por isso que o esforço se torna menor. A orientação virá, e, quando você prosseguir na direção correta, terá início a sabedoria. Com ações sábias, você já não sentirá mais o esforço da mesma forma — sentirá o esforço como felicidade. Na perfeição, sua experiência e sua expressão encontram equilíbrio e concordância.

13

A profundidade do *āsana*

O corpo não pode ser separado da mente, tampouco a mente pode ser separada da alma. Ninguém pode definir os limites entre eles. Na Índia, nunca se considerou o āsana uma prática meramente física, como no Ocidente. No entanto, mesmo atualmente na Índia, muitos começam a pensar assim como reflexo do pensamento ocidental, cujas ideias se refletem de volta ao Oriente.

Quando Mahātmā Gandhi[8] morreu, George Bernard Shaw[9] disse que poderia se passar outro milênio antes de vermos um novo Mahātmā Gandhi na Terra. Mahātmā Gandhi não praticou todos os aspectos do yoga. Ele somente seguiu dois de seus princípios — a não-violência e a verdade, ainda que, por meio desses dois aspectos do yoga, ele tenha dominado sua natureza e conseguido conquistar a independência da Índia. Se uma parte de *yama* pôde tornar Mahātmā Gandhi tão grandioso e divino, não seria possível pegar outro aspecto do yoga — *āsana* — e, por meio dele, alcançar o mais elevado nível do desenvolvimento espiritual? Muitos de vocês podem pensar que executar um *āsana* é uma disciplina física, mas, se dizem isso sem conhecer a profundidade do *āsana*, já decaíram das graças do yoga.

---

8. Mohandas Karamchand Gandhi (1869-1948) foi um jurista, nacionalista, anticolonialista e especialista em ética política indiano. Ele empregou resistência não violenta para liderar uma campanha com o objetivo de libertar a Índia dos domínios do Reino Unido e, dessa forma, inspirar movimentos pelos direitos civis e por liberdade em todo o mundo. O título Mahātmā significa, em sânscrito, "grande alma", e foi dedicado a ele pela primeira vez em 1914, na África do Sul, e agora é usado no mundo inteiro. (N.E.)
9. George Bernard Shaw (1856-1950), prêmio Nobel de Literatura em 1925. (N.E.)

Nas seções a seguir, darei um pouco mais de detalhes sobre o que envolve a realização de um *āsana* e mostrarei em que medida estão envolvidos dentro do *āsana* todos os oito níveis do yoga — de *yama* e *niyama* a *samādhi*. De modo deliberado, eu persigo em profundidade os diversos níveis envolvidos no desempenho do *āsana*, porque no Ocidente, com frequência, essa prática é considerada apenas física.

Quando começamos a trabalhar na *performance* dos *āsanas*, todos nós iniciamos apenas na superfície da postura, engatinhando: nosso trabalho na postura, nesse momento, é periférico, e isso é conhecido como ação conativa. A palavra *conatus* [do latim] significa um esforço ou um impulso, e conação é o aspecto ativo da mente que inclui desejo e vontade. A ação conativa é simplesmente a ação física em seu nível mais direto.

Depois, quando estamos fazendo fisicamente a postura, aos poucos, a pele, os olhos, os ouvidos e o nariz — todos os nossos órgãos de percepção — começam a sentir o que está acontecendo na carne. Isso é conhecido como ação cognitiva: a pele percebe, reconhece a ação do corpo.

O terceiro estágio, que denomino comunicação ou comunhão, ocorre quando a mente observa o contato da cognição da pele com a ação conativa da carne, e chegamos à ação mental no *āsana*. Nesse estágio, a mente entra em cena e é atraída pelos órgãos de percepção, e então se direciona aos órgãos de ação para ver exatamente o que está acontecendo. A mente age como uma ponte entre o movimento muscular e os órgãos de percepção, introduz o intelecto e o conecta a todas as partes do corpo — fibras, tecidos e células — diretamente para os poros externos da pele. Quando a mente entra em cena, um novo pensamento emerge em nós. Vemos com atenção e nos lembramos da sensação da ação. Sentimos o que está acontecendo no corpo, e nossa memória diz "O que é isso que sinto agora e não sentia antes?". Discernimos com a mente. A mente discriminativa observa e analisa a sensação na frente, atrás, dentro e fora do corpo. Esse estágio é conhecido como ação reflexiva.

Enfim, quando há uma sensação total na ação, sem qualquer flutuação ao longo do processo, então, as ações conativa, cognitiva, mental e reflexiva se encontram para formar a percepção consciente total, do si-mesmo à pele e da pele ao si-mesmo. Isso é a prática espiritual no yoga.

O corpo compreende três camadas compostas de diversos invólucros. O corpo denso, chamado de *sthūla-śarīra*, corresponde ao invólucro físico ou anatômico (*annamaya-kośa*). O corpo sutil, ou *sūkṣma-śarīra*, é formado pelos invólucros fisiológico (*prāṇamaya-kośa*), mental (*manomaya-kośa*) e intelectual (*vijñānamaya-kośa*). O corpo interior, de qual todos os outros dependem, é conhecido como o corpo causal, ou *kāraṇa-śarīra*. Esse é o invólucro espiritual da felicidade (*ānandamaya-kośa*). Quando todos esses invólucros se unem em cada uma de nossas trilhões de células — quando há unicidade desde a célula até o si-mesmo, do corpo físico ao âmago do ser —, então, a postura é contemplativa e alcançamos o estado mais elevado de contemplação no *āsana*.

Isso é conhecido como integração, descrita por Patañjali no terceiro capítulo dos *Yoga Sūtras* — envolve a integração do corpo (*śarīra-saṁyama*), a integração da respiração (*prāṇasaṁyama*), a integração dos sentidos (*indriya-saṁyama*), a integração da mente (*mahaḥ-saṁyama*), a integração da inteligência ou do conhecimento (*buddhi-saṁyama* ou *jñāna-saṁyama*) e, finalmente, a integração do si-mesmo com toda a existência (*ātma-saṁyama*).

É assim que os *āsanas* devem ser executados. E isso não acontece em um dia, tampouco em alguns anos. É um processo de toda uma vida, desde que o praticante tenha as vitaminas encontradas no yoga — fé, memória, coragem, absorção e concentração de atenção ininterrupta. Essas são as cinco vitaminas essenciais para a prática de yoga. Com essas cinco vitaminas pode-se conquistar os cinco invólucros do corpo e tornar-se uno com o si-mesmo universal.

Considerando que yoga significa integração, reunir, conclui-se que unir o corpo à mente, a natureza ao observador, isso é yoga. Além disso não há nada — e há tudo! A potência da natureza flui com abundância em um *yogī* perfeito.

Árvore do yoga

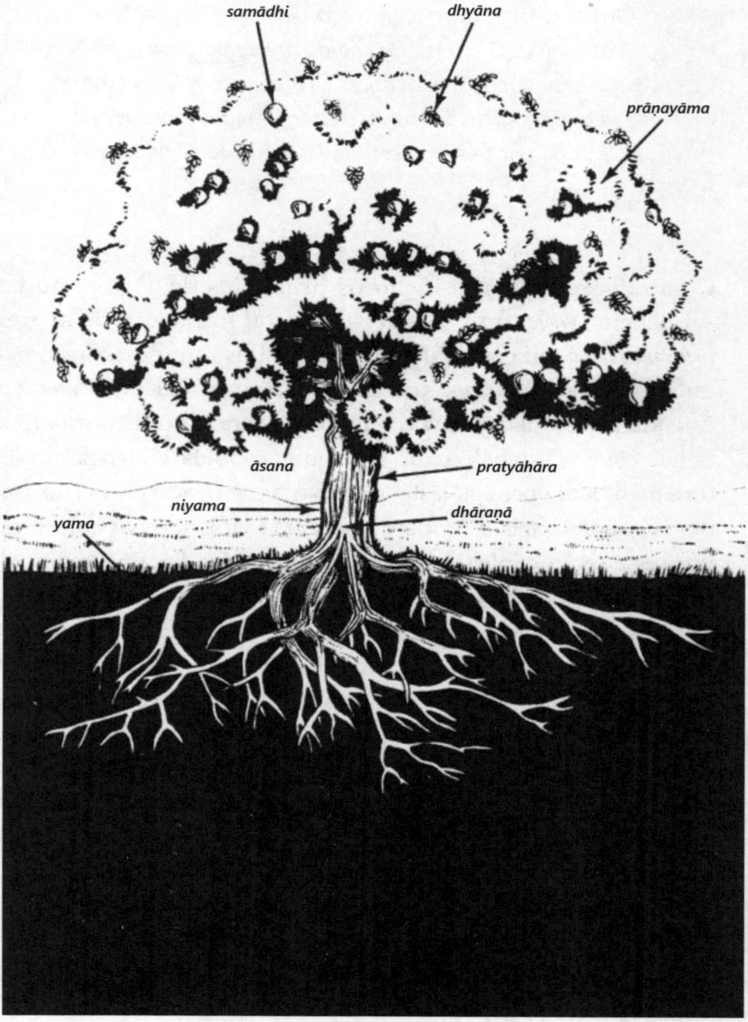

14

As raízes

Todos os oito aspectos do yoga têm seu lugar na prática dos āsanas. *O primeiro galho da árvore do yoga é* yama, *que se relaciona com as raízes da árvore, porque é a base a partir da qual tudo mais vai crescer. Vejamos como os princípios de* yama *estão presentes na execução de um* āsana.

Como dissemos, *yama* inclui os princípios de *ahiṁsā*, ou não-violência; *satya*, ou verdade; *asteya*, ou libertação da avareza; *brahmacharya*, ou controle dos prazeres dos sentidos; e *aparigraha*, ou ausência de cobiça. Suponha que, ao executar um *āsana*, você estenda mais o lado direito e menos o esquerdo. Um estado antiético está se estabelecendo em seu corpo. Há violência no lado direito, o qual você está estendendo mais; e o lado esquerdo, onde o alongamento é menor, permanece não violento. No lado direito você está sendo violento porque está dizendo "Faça o máximo que puder! Estique o máximo que der!". É uma violência deliberada porque você está estendendo demais essa região. No lado esquerdo, onde você não está estendendo tanto, talvez haja menos violência. Contudo, um praticante de yoga atento observa que, ao mesmo tempo que está agindo de modo consciente com violência de um lado, está inconscientemente agindo com violência do outro. Como o lado direito é mais capaz e se estende mais profundamente, você está fazendo bom uso das células desse lado; do lado esquerdo, você não está usando totalmente suas células. Embora isso aparentemente seja não-violência, é também violência, já que as células morrem quando não executam suas funções como deveriam. Desse modo, um lado manifesta violência deliberada e o outro manifesta violência não deliberada.

Se você estende mais o lado direito, e se o lado esquerdo não se alonga muito, você não deveria observar a dualidade entre direita e esquerda e fazer uso da inteligência do lado esquerdo para equiparar-se ao direito? Isso é conhecido como equilíbrio entre violência e não-violência, momento no qual violência e não-violência desaparecem. É preciso integrar os lados esquerdo e direito do corpo, e esse equilíbrio dos dois lados é a verdadeira não-violência.

Quando os lados direito e esquerdo estão integrados, a verdade, o segundo princípio de *yama*, está presente. Você não precisa cumprir com a verdade — você já está na verdade, porque não está evitando executar o *āsana* do lado mais fraco. E, quando ocorre o alongamento total no *āsana*, ocorre uma enorme concordância e comunicação entre os cinco invólucros do corpo, do físico ao espiritual e do espiritual ao físico. Desse modo, temos o controle das sensações físicas, das flutuações mentais e da contemplação intelectual, e isso é *brahmacharya*. *Brahmacharya* significa que a alma está se movendo com a sua ação. Quando a alma e o movimento estão em uníssono, isso é conhecido como *brahmacharya*.

Como você está direcionando sua atenção total à execução do *āsana* da mesma forma dos lados direito e esquerdo, não há apego ou avareza, porque, quando a alma está se movendo com a inteligência no corpo, não há nada a possuir, nada a buscar. Também se está livre da ganância, porque a motivação para isso desaparece, assim como a possessividade; e, com a não-possessividade, o desejo de adquirir chega ao fim.

Esses são os princípios de *yama*, do modo como aparecem na execução de cada um dos *āsanas*. Isso é conhecido como disciplina ética no desempenho do *āsana*.

15

O tronco

O tronco da árvore corresponde aos princípios de niyama.
Qual é o papel de niyama *na realização do* āsana*?*

O primeiro princípio de *niyama* é *śauca*, que significa limpeza. Imagine que, em uma postura, você se flexione bem do lado direito do corpo. Isso quer dizer que você irrigou e purificou esse lado. No entanto, se não flexionar o lado esquerdo em harmonia com o direito, então o lado esquerdo não será limpo. Se o lado esquerdo não for irrigado, como pode haver *śauca*? Quando ambos os lados se flexionam de um jeito harmônico, são devidamente purificados e irrigados pelo sangue, que carrega consigo a energia biológica conhecida como *prāṇa*.

Sabemos como a eletricidade é produzida: a água flui como uma cachoeira para dentro de turbinas que giram sob a ação da água para gerar a corrente. Assim, também quando realizamos os *āsanas*, fazemos o sangue cair sobre cada uma de nossas células, como a água na turbina, para liberar a energia oculta de nosso corpo e trazer nova luz às células. Quando essa luz surge, experimentamos *santoṣa*, contentamento, que é o segundo princípio de *niyama*.

Além desse contentamento, existe um estado mais elevado de satisfação e um nível mais elevado de execução dos *āsanas*, que se expressam nos outros três níveis de *niyama*: *tapas*, *svādhyāya* e *Īśvara-praṇidhana*.

O que é *tapas*? *Tapas* é geralmente traduzido como austeridade, mas seu significado é mais bem definido como "desejo ardente". É um desejo ardente de purificar cada célula de nosso corpo e cada célula de nossos sentidos, para que os sentidos e o corpo possam estar permanentemente puros e saudáveis, sem deixar espaço para que impurezas entrem em nosso sistema. É com esse espírito que os *āsanas* devem ser realizados. Isso é *karma-yoga*, o yoga da ação, porque o desejo ardente de manter cada parte purificada requer ação.

E o que é *svādhyāya*? *Sva* significa de si mesmo, *adhyāya* significa estudo. Como mencionei anteriormente, somos constituídos por três camadas e cinco invólucros que vão desde o corpo denso até o causal e do invólucro anatômico ao invólucro espiritual da beatitude. Conhecer o funcionamento total dessas três camadas e desses cinco invólucros do ser humano é *svādhyāya*, o estudo do si-mesmo, da pele do corpo ao âmago do ser. Isso é conhecido como *jñāna yoga*, o yoga do discernimento espiritual.

Finalmente, *Īśvara-praṇidhana* é *bhakti-yoga*, o yoga da devoção. Quando, por meio de sua prática, você atinge um estado elevado de inteligência, e essa inteligência madura faz com que você perca a identidade individual, você se torna uno com Deus, pois se rende a ele. Isso é *Īśvara-praṇidhana*, a entrega das ações e da vontade a Deus. É o último dos cinco princípios de *niyama*.

Em síntese, o efeito dos *āsanas* é manter a pele, as células, os nervos, as artérias e veias, os sistemas respiratório e circulatório, digestório e excretor, a mente, a inteligência e a consciência, todos limpos e purificados. Isso envolve todos os aspectos de *yama* e *niyama*, as raízes e o tronco da árvore do yoga.

16

Os galhos

Os galhos da árvore são os āsanas. *Qual é a atitude e a abordagem correta para a realização de um* āsana?

Ao executar uma postura de yoga, é preciso estar totalmente absorto, com devoção, dedicação e atenção. Deve haver honestidade na abordagem e na apresentação. Quando vocês executam uma postura, devem descobrir se o seu corpo aceitou o desafio da mente ou se a mente aceitou o desafio do corpo. Estão trabalhando com base no corpo para obter a sensação real da postura ou estão fazendo a postura porque leram em livros que ela proporcionará esse ou aquele efeito? Foram capturados na teia de algo que leram, estão buscando obter a experiência descrita em um texto por outra pessoa ou estão trabalhando com a mente fresca para conhecer que tipo de luz nova é lançada sobre a postura por meio de sua experiência enquanto a executam?

Além dessa honestidade total, vocês devem ter fé, coragem, determinação, percepção consciente e capacidade de absorção imensas. Com essas qualidades na mente, no corpo e no coração, vocês conseguirão executar bem a postura. O *āsana* deve consagrar todo o ser do praticante com esplendor e beleza. Essa é a prática espiritual na forma física.

Āsana significa postura, que é a arte de posicionar o corpo como um todo com uma atitude física, mental e espiritual. A postura tem dois aspectos: posar e repousar. "Posar" significa ação. Posar é assumir uma posição determinada dos membros e do corpo conforme representado pelo *āsana* já executado. "Repousar" significa reflexão na postura. A postura é repensada e reajustada de modo que os vários membros e as diversas partes do corpo se posicionem em seus devidos lugares e se sintam descansados e apaziguados, e a mente experimente a tranquilidade e a serenidade dos ossos, das articulações, dos músculos, das fibras e células.

Por meio da reflexão em torno de qual parte do corpo está trabalhando, qual parte da mente está trabalhando e qual parte do corpo não foi penetrada pela mente, trazemos a mente para a mesma extensão do corpo. Assim como o corpo é contraído ou estendido, a inteligência se contrai ou se estende para alcançar todas as partes do corpo. Isso é o que conhecemos como repousar; isso é sensibilidade. Quando essa sensibilidade está em contato com o corpo, a mente e a alma de modo uniforme, nós nos encontramos em um estado de contemplação ou de meditação conhecido como *āsana*. Eliminam-se ou destroem-se as dualidades entre corpo e mente, mente e alma.

A estrutura do *āsana* não pode mudar, já que cada *āsana* é uma arte em si. Deve-se estudar cada *āsana* em seu aspecto aritmético e geométrico, de maneira que sua forma real venha à tona e seja expressa em sua apresentação. O peso do corpo deve ser distribuído entre os músculos, os ossos, a mente e a inteligência de modo uniforme. Resistência e movimento devem estar em concordância. Embora o praticante seja o sujeito, e o *āsana*, o objeto, o *āsana* deve tornar-se o sujeito, e o praticante, o objeto, de forma que, mais cedo ou mais tarde, o praticante, o instrumento (corpo) e o *āsana* se convertam em uma coisa só.

Estudem o aspecto de um *āsana*. Ele pode ser triangular ou arredondado, ter forma de arco ou oval, ser reto ou diagonal. Por meio da observação, notem todos esses pontos, estudem e ajam dentro desse campo, de modo que o corpo possa apresentar o *āsana* em sua pura glória. Como um diamante bem lapidado, a joia do corpo — com suas articulações, seus ossos e demais elementos — deve ser lapidada para se encaixar na moldura refinada do *āsana*. Todo o corpo é envolvido nesse processo, com os sentidos, a mente, a inteligência, a consciência e o si-mesmo. Não se deve ajustar o *āsana* para caber na estrutura do corpo, mas moldar o corpo de acordo com aquilo que o *āsana* requer. Então o *āsana* conterá as atitudes corretas no âmbito físico, fisiológico, psicológico, intelectual e espiritual.

Patañjali diz que, quando um *āsana* é realizado do modo correto, as dualidades entre corpo e mente e entre mente e alma devem desaparecer. Isso é conhecido como repouso na postura, reflexão na ação. Quando os *āsanas* são executados dessa maneira, as células do corpo, que contêm memória e inteligência própria, permanecem saudáveis. Quando a saúde das células é mantida por meio da prática precisa dos *āsanas*, o corpo fisiológico (*prāṇamaya-kośa*) torna-se saudável e a mente aproxima-se mais da alma. Esse é o efeito dos *āsanas*. Devem ser executados de maneira a conduzir a mente apegada ao corpo até a luz da alma, possibilitando, assim, que o praticante possa habitar a morada da alma.

17

As folhas

Assim como as folhas arejam a árvore e proveem nutrição para seu crescimento saudável, prāṇayāma *alimenta e areja as células, os nervos, os órgãos, a inteligência e a consciência do organismo humano. Quando executamos um* āsana, *somente conseguimos alongar o corpo completamente se sincronizamos a respiração com o movimento.* Prāṇa *é energia.* Āyāma *é criação, distribuição e manutenção.* Prāṇayāma *é a ciência da respiração, que conduz à criação, distribuição e manutenção da energia vital.*

Infelizmente, alguns professores pedem a seus alunos que prendam a respiração enquanto executam *āsanas*. Em nenhuma passagem dos textos originais é dito que se deva reter a respiração. Quando retemos a respiração, estamos servindo à postura ou servindo à respiração? Quando inspiramos, o cérebro se move para a frente, como uma folha. Quando expiramos, ele vai para trás. Quando retemos a respiração, o cérebro torna-se rígido. Como podemos encontrar, assim, quietude no corpo? Qualquer *āsana* feito na inspiração acabará sendo uma mera ação física, ao passo que o *āsana* executado na expiração será vital e orgânico, produzindo ação fisiológica e saúde celular. Fazer a postura com retenção da respiração é apenas muscular — essa é a maneira de praticar que eu chamaria de física, oposta ao yoga espiritual.

Quando tudo é uma unidade — quando se atinge um estado de perfeita união entre corpo, mente e alma —, você se esquece de seu corpo, de sua respiração e de sua inteligência. Isso não acontece em dois ou três dias. Pode levar cinquenta ou sessenta anos para experimentar o que estou dizendo. Antes disso, você pode usar a expiração como auxílio, enquanto é um iniciante.

É verdade que a expiração pode ajudar a executar bem a postura por um momento, pois o corpo fica livre de tensão. Se o seu ventre não estiver bom, se você estiver constipado, o médico poderá lhe prescrever um laxante; então, depois de alguns movimentos, você sentirá seu intestino completamente vazio e livre. De maneira semelhante, o *yogī* expira como uma ação laxativa para que a tensão nas células do corpo seja removida. No entanto, se depois de cinquenta anos você ainda estiver praticando assim, é sinal de que não houve progresso fisiológico ou mental. Assegure-se de que em sua prática diária haja progressão e transformação. Se hoje eu praticasse yoga como fazia em 1934, quando comecei, minha prática seria como uma árvore saudável que não dá fruto. Eu não estou fazendo esse tipo de yoga, quero que minhas ações frutifiquem. O verdadeiro fruto do yoga não é uma conquista ou um desempenho material. Os *yogīs* nunca medem a ingestão de oxigênio. Não se interessam por isso. O interesse do *yogī* é manter a cabeça e o coração limpos por meio da harmonia da respiração, e isso é alcançado por meio da prática de *prāṇayāma*. O fruto de suas ações vai dizer se você está ou não no caminho correto.

Há nos *Purāṇas* uma história muito bonita sobre *amṛtamanthana*, ou produção do néctar. Segundo essa história, o néctar da vida foi extraído na ampliação do oceano. Anjos e demônios estavam lutando entre si pelo estabelecimento do *dharma*, ou virtude. Os anjos seguiam as regras da virtude, e os demônios promoviam o vício. Como os demônios eram mais fortes que os anjos, os vícios cresciam no universo, então os anjos procuraram Brahmā e Śiva, que os aconselharam a pedir ao Senhor Viṣṇu, o protetor, que os orientasse sobre como estabelecer a virtude. O Senhor Viṣṇu aconselhou-os a agitar o oceano para fazer emergir dele o elixir da vida. Como ele se encarregava da distribuição do elixir, eles então poderiam deixar o restante com ele.

O Monte Meru foi jogado no oceano para servir de bastão para agitar o mar, e o rei cobra, Ādiśeṣa, foi usado como corda para mover a montanha. Os demônios, mais fortes, pegaram a cabeça de Ādiśeṣa, e os anjos seguraram a cauda. Enquanto estavam revolvendo, a montanha afundou no oceano, e eles não puderam mais agitar as águas. O Senhor Viṣṇu assumiu então a forma de Kūrma, a tartaruga, foi ao fundo do oceano e ergueu a montanha para que eles pudessem voltar a agitar as águas.

Essa agitação da montanha é nada além de inspiração e expiração. Como a montanha que revolve o oceano, a coluna age como um bastão de agitação para a respiração em nosso corpo. Quando a inspiração e a expiração acontecem, a coluna emana energia que reluz para a frente, para trás, para o alto e para baixo, a fim de produzir o elixir da vida, ou *jīvāmṛta*, em nosso organismo. O Senhor Viṣṇu, nessa história, é o mesmo que *puruṣa*, a alma nos seres humanos. Viṣṇu, na forma de nosso si-mesmo mais interior, ou *ātma*, nos faz respirar e, assim, captar energias externas que, em seu estado bruto, contêm as energias nucleares do elixir da vida. Dessa maneira, crescemos em saúde e harmonia e aumentamos nossa expectativa de vida ao extrair a energia escondida do oceano da atmosfera universal.

Do ponto de vista filosófico, a inspiração é o movimento do si-mesmo para entrar em contato com o exterior: o âmago do ser move-se com a respiração para tocar a camada mais profunda da pele — a fronteira extrema do corpo. Esse é o processo de externalização — ou processo evolutivo — da alma. A expiração é a jornada de retorno, é o processo involutivo, no qual o corpo, as células e a inteligência movem-se para dentro, para alcançar sua fonte, o *ātma*, ou o âmago do ser. Esse processo evolutivo e involutivo dentro de cada indivíduo é *prāṇayāma*.

Dessa forma, em cada ciclo de respiração, temos dois rumos ao entendimento da existência de Deus. Esses caminhos são conhecidos como *pravṛtti-mārga*, o caminho da criação, e *nivṛtti-mārga*, o caminho da renúncia. *Pravṛtti-mārga*, o caminho da criação rumo ao exterior, está na inspiração, e *nivṛtti-mārga*, o caminho da renúncia rumo ao interior, está na expiração. Com base nessa filosofia, os *yogīs* foram treinados para atingir um equilíbrio entre esses dois estados. Assim, *abhyāsa*, prática, e *vairāgya*, renúncia, são reunidos de maneira coesa na prática de *kumbhaka*, que é geralmente traduzido como retenção.

Kumbhaka é a retenção da respiração, da inteligência e do si--mesmo, quando o âmago do ser elevado na inspiração é mantido pelo praticante durante o máximo de tempo possível. Isso é *ātma-dhyāna* — meditação sobre a alma. Não basta prender a respiração simplesmente por meio da retenção física, mas se ater a seu verdadeiro si-mesmo, que foi elevado e exaltado por meio da inspiração. No momento em que se permite a decaída do si--mesmo, a retenção da respiração se torna meramente física e mecânica, o que, definitivamente, não é o verdadeiro *kumbhaka*. Na inspiração, como eu já disse, o si-mesmo vem à superfície, como o Senhor Viṣṇu, que, depois de descer ao fundo do oceano, elevou a montanha para agitar o mar novamente. Manter a estabilidade do ser elevado é o verdadeiro *kumbhaka*. É um estado puramente divino da prática, em que a inspiração (*pūraka*), a retenção (*kumbhaka*) e a expiração (*rechaka*) estão envolvidas. Em *kumbhaka*, o si-mesmo torna-se um com o corpo, e o corpo torna-se um com o si-mesmo. É a união divina de corpo e mente na inspiração, na expiração e na retenção.

Se vocês considerarem a respiração sob o aspecto do sistema respiratório, perceberão que é algo físico. No entanto, quando a ação da respiração sobre a mente é estudada e compreendida, ela se torna espiritual. *Prāṇayāma* é a ponte entre o físico e o espiritual; é, portanto, o ponto central do yoga.

18

A casca

Quando se está completa e perfeitamente absorto na apresentação do āsana, não se esquecendo da carne nem dos sentidos — quando os cinco órgãos de ação e os cinco órgãos de percepção estão todos em atividade em suas funções e relações corretas —, isso é pratyāhāra. Pratyāhāra *é geralmente traduzido como recolhimento dos sentidos. Isso significa levar os sentidos da parte externa da pele para o âmago do ser, a alma. No momento em que a mente se torna silenciosa, o ser descansa em sua morada e a mente se dissolve. De maneira semelhante, quando músculos e articulações estão repousados em suas posições, o corpo, os sentidos e a mente perdem suas identidades e a consciência brilha em sua pureza. Esse é o significado de* pratyāhāra.

Já vimos que o pensamento indiano distingue cinco camadas do corpo: anatômica, fisiológica, mental, intelectual e espiritual. Como distinguimos entre o corpo mental e o intelectual? Por que dividimos a mente em duas partes que, para a psicologia ocidental, são uma? Nós distinguimos entre a mente, que coleta informação, e a inteligência, que tem o poder de distinguir o certo do errado e de raciocinar claramente.

Filosofia não é ocidental ou oriental. Filósofos estabelecem métodos para o desenvolvimento individual. Vocês podem ser ocidentais e eu oriental, mas nossas fraquezas e nossos contentamentos são os mesmos — não é preciso fazer distinções entre eles. As filosofias do Oriente e do Ocidente parecem ter abordagens diferentes, mas vocês devem se lembrar de que a filosofia oriental é muito mais antiga do que a ocidental. A filosofia ocidental é racionalista. Tudo é discutido com base na inteligência da cabeça, e não na inteligência do coração. Ainda assim, uma nova distinção está emergindo, inclusive no Ocidente. Temos agora a psicologia e a parapsicologia, então, uma nova categoria passou a existir. A verdadeira filosofia é a combinação da inteligência racional com a emocional, como fomos ensinados, por exemplo, por Buda, Rāmakṛṣṇa, *śrī* Rāmānuja e São Francisco de Assis.

O aspecto intelectual da mente reúne, coleta e acumula informação, mas não tem poder de discriminação. Discriminação é conhecida como *pratyāhāra*. *Pratyāhāra* é o afastamento e a emancipação da mente em relação ao domínio dos sentidos e dos objetos sensuais. Em grande parte de nossas vidas, a memória prevalece sobre a inteligência. A memória aciona a mente, e, como a mente é acionada pela memória, escolhemos apenas experiências passadas. A memória teme perder sua identidade, então, antes que a mente tenha a oportunidade de recorrer à inteligência, a memória entra em cena e diz: "Aja! Agora! Imediatamente!". Isso é conhecido como impulso, que muito comumente governa nossas ações. Muitas pessoas são impulsivas. Impulsividade significa agir de súbito, sem reflexão. É por isso que *pratyāhāra*, o quinto estágio do yoga, nos foi dado. É preciso certificar-se de que a memória responda corretamente.

Os cinco órgãos de percepção entram em contato com um gosto, um som, um toque, uma visão e um cheiro e enviam suas impressões à mente. Por intermédio da mente, essas impressões são armazenadas no poço da memória. A memória anseia por novas experiências e provoca a mente, que, ignorando a inteligência, estimula diretamente os órgãos de ação para que sigam em busca dessas experiências. Por meio desse processo, a inteligência procura avaliar as vantagens e desvantagens, a fim de balancear a memória, a mente e os órgãos da percepção. No entanto esses órgãos não dão ouvidos ao conselho criterioso da inteligência. Dadas as experiências passadas de prazer, desejam sempre mais. Portanto, demandas e desejos são intensificados. Os desejos instigam a mente para que esta busque mais prazer. Por meio dessa satisfação repetitiva, os órgãos de ação perdem sua potência e não são mais capazes de estimular os órgãos de percepção ou a mente. Continua-se, então, a ansiar por impressões passadas, mas falha-se em satisfazer-se e, dessa maneira, é plantada a semente da infelicidade. Aqui, o quinto aspecto do yoga, *pratyāhāra*, como um verdadeiro amigo, vem ao resgate dessa pessoa infeliz, para que ela encontre felicidade no deleite da alma.

A mente, que até agora tinha contornado a inteligência, recorre a ela em busca de orientação. A inteligência, com sua faculdade discriminativa, pondera o que é certo e errado e orienta a mente a não depender completamente da memória e de suas impressões. Essa ação de ir contra a corrente da memória e da mente é *pratyāhāra*. Com a ajuda da inteligência, os sentidos iniciam uma jornada interior e retornam aos seus pontos de origem. Esse processo de ponderação dos próprios instintos, pensamentos e ações é a prática da renúncia (*vairāgya*). Desprender-se das questões mundanas e conectar-se à alma é *pratyāhāra*. De agora em diante, a energia é conservada e usada quando necessário, sem que se anseie por mais repetições. A memória experimenta impressões novas e frescas e é subjugada, tornando-se subserviente à consciência. É o estar consciente que abrange a inteligência (*buddhi*) e a faz repousar na fonte da consciência (*dharmendriya*). A natureza impulsiva chega, então, ao fim, e o discernimento intuitivo flui livremente.

Pratyāhāra significa não permitir que a memória pregue sua peça favorita. Fazemos com que a memória permaneça como se não existisse, de maneira que haja uma conexão direta entre mente e inteligência. Esse processo não é descrito pela psicologia ocidental, que não distingue a mente da inteligência. Esses dois aspectos da mente são conhecidos na filosofia indiana como a mente flutuante e a mente estável, quieta. Se você chegou a dominar isso, o yoga está ao seu alcance e você terá novos conhecimentos e compreensão da vida.

Quando um objeto é colocado diante de um cristal perfeito, é refletido sem refrações. De modo similar, quando a consciência é libertada das garras das ondas de pensamento, torna-se altamente sensitiva, imaculada, pura e absoluta como o observador. Daí por diante, a consciência compreende que o observador, o instrumento de percepção e o objeto a ser observado são o mesmo, e a mente pode refletir sem refração nem distorção. Patañjali diz que, nesse estágio, a memória, tendo atingido sua maturação, perde sua existência, e a mente, livre de memórias passadas, torna-se eternamente alerta, eternamente fresca e eternamente sábia (*Yoga Sūtras*, I, 43).

19

A seiva

Conduzir uma mente divagante a um estado de contenção é conhecido como dhāraṇā. Dhāraṇā *é concentração ou atenção completa. É o sumo que flui entre os galhos e o tronco da árvore em direção à raiz.*

Imagine um lago. A água toca as margens somente em um lado e não no outro ou ela toca as margens igualmente em todos os lugares? Quando você está executando um *āsana*, sua consciência, como as águas de um lago, deve tocar as fronteiras do corpo em todos os lugares. Onde, então, há espaço para que surjam pensamentos? Como pode um pensamento aflorar durante a execução de um *āsana* perfeito — quando a inteligência se propagou por todo o corpo?

A percepção consciente é interrompida por ondas de pensamento porque executamos o *āsana* de maneira desintegrada. Porém, se o executamos inteiramente, com células, nervos, inteligência, consciência e seu completo si-mesmo, talvez possamos experimentar o *āsana* de maneira diferente. Aprendam a realizar o *āsana* como entidade única e integrada, mantenham esse estado e, então, observem se os pensamentos estão completamente presentes ou não, se há espaço entre os estados de presença e de ausência de pensamentos e se esses estados de presença e de ausência de pensamentos perdem suas respectivas identidades.

Encontrar-se em um estado de total ausência voluntária de pensamento[10] é tanto concentração como meditação. A ausência

10. *To be thoughtfully thoughtless*. Pode-se ver aqui um espirituoso jogo de palavras. O advérbio *thoughtfully* significa "com pensamento", "com atenção", "com reflexão". O termo

de pensamentos não é negligência. Deve-se percorrer uma única linha, como uma aranha que caminha por um fio de sua teia. Para a aranha, há somente uma via a seguir, e para você haverá um único estado de presença de pensamento. Esquecer-se desse estado é o que conhecemos de modo negativo como ausência de pensamentos. No entanto, permanecer com positividade em um estado de ausência voluntária de pensamentos é *samādhi*.

O estado de presença de pensamentos requer atenção voluntária; manter o estado de ausência de pensamentos também. Não existe, portanto, na realidade, nenhum dos dois estados. Não nos tornamos vazios. Permanecemos plenos e completamente conscientes. Isso é *dhāraṇā*, que conduzirá, com o tempo, a *dhyāna* e a *samadhi*, e é assim que os *āsanas* devem ser executados.

---

contrasta morfologicamente — pelos sufixos *full* ("cheio") e *less* ("desprovido de") — com o adjetivo *thoughtless*, seu oposto — "sem pensamentos", "descuidado", "irreflexivo". Portanto, além dos significados aqui apontados, entende-se, no sentido figurativo, uma oposição entre a noção de "cheio de pensamentos", "absorto em pensamentos" (*thoughtful*) e "com poucos pensamentos" (*thoughtless*). A expressão aqui condensa a ideia de que se está voluntariamente sem pensamentos. (N.R.T.)

20

A flor

A execução de āsanas envolve dois caminhos ou duas vias. Um é o caminho evolutivo, expressivo ou expositivo, que conduz o si-mesmo em direção ao corpo, aos poros da pele, à periferia. O outro é um caminho involutivo, intuitivo, ou inibitório, em que os veículos do corpo são levados em direção ao si-mesmo. A união desses dois caminhos é o casamento divino do corpo com a alma e da alma com o corpo: isso é meditação.

Em nossa *performance* de *āsanas* devemos aprender a expressar a forma exterior e a beleza da postura sem perder a atenção interna. A pele é um órgão de percepção. Ela não atua. Ela recebe. Todas as ações são recebidas pela pele, mas, se a carne é excessivamente estirada durante a execução de um *āsana*, a pele perde sua sensibilidade e deixa de enviar mensagens ao cérebro. No Ocidente, há uma tendência a exceder-se no alongamento. Querem conseguir algo. Querem que seja rápido. Querem sucesso na realização da postura, mas não sentem a reação. A carne estende-se tanto que torna os órgãos de percepção insensíveis, e, por causa disso, o reflexo da ação sobre a mente não é sentido.

A ciência médica abrange nervos eferentes e aferentes. Os nervos eferentes enviam mensagens do cérebro aos órgãos de ação para que eles ajam. Os nervos aferentes enviam mensagens dos órgãos de percepção ao cérebro com base no que percebem. Os *yogīs* também falam sobre isso, porém usam palavras diferentes. Os nervos eferentes são conhecidos como fibras da carne ou nervos de ação (*karma-nāḍī*), e os nervos aferentes são chamados de fibras da pele ou nervos de conhecimento (*jñāna-nāḍī*). O perfeito entendimento entre os nervos de ação e os nervos de conhecimento trabalhando juntos em concordância é yoga. Na prática de yoga deveria haver um espaço entre a extremidade da fibra da carne e a extremidade da fibra da pele — um espaço entre receber a mensagem que vem dos órgãos de percepção e a mensagem que retorna aos órgãos de ação. Se esse espaço é criado, há meditação. Geralmente não deixamos espaço porque sentimos a necessidade de agir imediatamente. Isso não é meditação.

Vocês deveriam saber que, apesar de o cérebro estar situado na cabeça, a mente atua em todos os tecidos do corpo humano. Ao receber uma mensagem, o cérebro imediatamente envia a mensagem de ação baseada na memória ou faz uma pausa para discernir. A mente e o cérebro observam a mensagem. Reflete-se sobre ela. Vocês pensam "Estou fazendo isso corretamente? Estou fazendo errado? Por que tive esta sensação neste lado? Por que estou com esta outra sensação ali?". Isso é conhecido como reflexão. Vocês refletem sobre a ação produzida pela carne, que é percebida pela pele. Vocês avaliam o que é certo e o que é errado. Quando avaliam e estabelecem um equilíbrio por toda parte, isso é *dhyāna* — é contemplação. É *dhyāna* na carne, *dhyāna* na pele, *dhyāna* na mente, *dhyāna* no intelecto. Não há disparidade entre esses quatro.

Vocês avaliaram, atingiram um estado de equilíbrio; portanto, há unidade. Há consciência por todo o ser, da pele ao si-mesmo e do si-mesmo à pele. Então, sabem como olhar para fora e como olhar para dentro. Há plenitude por dentro e por fora. Contudo, infelizmente, em nome da meditação, como é comumente praticada hoje, caímos na solidão e no vazio. A solidão conduz ao desânimo, e o vazio, à inércia. Vazio não é meditação. No sono também se está vazio. Se o vazio fosse meditação, então, ao dormir oito horas por dia, nós todos nos tornaríamos almas evoluídas. No entanto, não mudamos nada!

No épico *Rāmāyana,* lemos sobre o rei demônio Rāvaṇa do Śrī Lanka, que tinha dez cabeças. Essas dez cabeças simbolizam os cinco *karmendriyas,* ou órgãos de ação, e os cinco *jñānendriyas,* ou órgãos de percepção. O rei Rāvaṇa tinha dois irmãos, chamados Kumbhakarṇa e Vibhīṣaṇa. Esses três reis demônios do Śrī Lanka representam os três *guṇas,* ou qualidades do ser — *sattva, rājas* e *tamas. Sattva* é luz. *Rāja* é dinamismo ou hiperatividade. *Tamas* é inércia ou apatia. Todos os três irmãos meditaram e obtiveram grandes poderes. O Senhor Brahmā apresentou-se diante de Kumbhakarṇa, o irmão do meio, para oferecer-lhe uma dádiva, e disse: "Estou satisfeito com sua meditação. Peça, e lhe concederei aquilo que deseja!". Kumbhakarṇa ficou tão contente que não soube o que pedir, então, pediu que lhe fosse concedido *nidrā*, o sono. O Senhor Brahmā atendeu seu pedido, e ele dormiu durante os 365 dias do ano. O Senhor Brahmā, então, disse a ele: "Se você despertar por si só, será imortal, mas, se alguém perturbar o seu sono, sua morte será certa.".

O irmão mais velho era Rāvaṇa, aquele que raptou Sītā, a esposa do rei Rāma. Por meio de sua poderosa meditação, ele adquiriu tamanha força física que trouxe Kailāsa, a montanha de Śiva, para a Terra. Quando o Senhor Śiva lhe perguntou o que queria, ele respondeu "Eu quero você!", para que pudesse levá-lo consigo. Entretanto, mesmo tendo o Senhor Śiva em suas mãos, ele não podia deixar de pensar na bela Sītā. Embora ele também meditasse de um modo extraordinário, sua paixão o levava a possuir Sītā. De um lado, havia o Senhor Śiva e, do outro, o desejo pela esposa de outro homem. Ele havia alcançado Deus, mas não podia controlar seus sentidos; então, levou Sītā consigo para seu reino.

O terceiro irmão, Vibhīṣaṇa, sabendo muito bem que seu irmão mais velho havia cometido um erro, suplicou-lhe que devolvesse Sītā ao marido. "Você já viu o Senhor Śiva. Por que deseja essa mulher comum? Deixe-a. Devolva-a àquele a quem ela pertence." Porém Rāvaṇa não deu ouvidos a Vibhīṣaṇa, e uma guerra teve início entre Rāma e Rāvaṇa, que acabou sendo derrotado.

Os dois irmãos mais velhos foram mortos na guerra. Porém Vibhīṣaṇa, o caçula, rendeu-se ao Senhor Rāma dizendo: "Você é um homem virtuoso. Abençoe-nos para que a virtude possa voltar ao meu reino!". Rāma realizou os pedidos de Vibhīṣaṇa. Portanto, somente a meditação de Vibhīṣaṇa era pura e *sátvica*. Embora os três irmãos tenham atingido o apogeu da meditação, um permaneceu em um estado *tamásico*, outro, em um estado *rajásico*, e apenas um deles alcançou um puro estado *sátvico*.

Narrei essa história para que vocês reflitam e percebam em que nível está sua inteligência após a meditação. É uma inteligência *tamásica*, *rajásica* ou *sátvica*? A meditação não é alcançada imediatamente quando fechamos os olhos. A meditação pura é aquela em que todos os veículos que possuímos — os órgãos de percepção, os órgãos de ação, a mente, o cérebro, a inteligência, a consciência e o estar consciente — são dirigidos ao âmago do ser, sem que exista, nesse estado, qualquer divisão. Meditação é um equilíbrio dinâmico das consciências intelectual e intuitiva.

Talvez todos vocês já tenham praticado meditação. Eu também já a pratiquei. Talvez meditem sentados num canto, esvaziando-se internamente, como naquele mesmo vazio que o sono traz. Eu não pratico essa meditação. Medito não sentado em um canto, mas em cada movimento da minha vida, em cada postura que executo, em cada *āsana*.

Pode ser que vocês já tenham lido o *Bhagavad Gītā*[11], em que se pede que deixemos nosso corpo num estado rítmico e harmonioso, sem variações entre direita e esquerda, parte da frente e parte de trás, mantendo como base a linha central do corpo, que corre do meio da garganta ao meio do ânus. Eu consigo ajustar as várias partes do meu corpo, assim como minha mente e minha inteligência, para que fiquem paralelas a essa linha central? Consigo sentar-me assim? É tão simples de ler, mas tão difícil de executar!

A minha inteligência e a minha consciência correm paralelas em meu corpo sem perturbar as margens de meu rio, a pele? Consigo estender minha percepção consciente de mim mesmo e levá-la a cada parte do meu corpo sem que haja qualquer variação? Isso é o que chamo de plenitude na meditação: estar inteiramente em meu corpo, estar alerta em meu cérebro, permitindo que minha mente se expanda e se difunda para atender as várias partes de meu corpo. Dessa forma, aprendo a ser uno com meu corpo, meu cérebro, minha mente, minha inteligência, minha consciência e minha alma, sem quaisquer divisões. É assim que eu pratico. É por essa razão que, para mim, não há diferença entre *āsana* e *dhyāna*. Onde está *dhyāna* deve estar *āsana*. Onde está *āsana* deve estar *dhyāna*.

11. Kṛṣṇa Dvaipayana Vyāsa. *Bhagavad Gītā*. Tradução de Carlos Eduardo Gonzales Barbosa. São Paulo: Mantra, 2018.

21
O fruto

Estudando em profundidade a execução dos āsanas, *demonstrei como o sistema humano inteiro pode ser integrado, até mesmo durante esta prática. Ainda assim, desintegramos desnecessariamente o yoga — que, por definição, é uma disciplina integrada — quando o chamamos de yoga físico, yoga mental, yoga espiritual,* jñāna-yoga, bhakti-yoga, kuṇḍalinī-yoga, siddha-yoga, *e assim por diante. Isso é lamentável. Por que delimitamos e dividimos aquilo que une cada indivíduo do corpo até a alma?*

Quantos de vocês realmente sabem como executar um *āsana*? Quantos daqueles que dizem que *āsanas* são físicos conhecem profundamente sua execução da maneira como venho descrevendo? É preciso impregnar-se de palavras e de ações. Submetam as palavras ao julgamento de sua experiência. Não se deixem levar por minhas palavras ou pelas palavras de qualquer outra pessoa. Sorvam cada palavra por meio de ações e práticas. Sorver significa vivenciar. Vivenciem! Descubram! Impregnando o pensamento com experiência, desenvolve-se inteligência original, e essa originalidade é meditação. Fazer uso das palavras de outra pessoa e afirmar em seguida estar praticando yoga é o que eu chamaria de uma cópia carbono. É uma inteligência emprestada. E inteligência emprestada não pode se tornar meditação.

Eu peço que sorvam minhas palavras e as palavras de outras pessoas, mas não formem opiniões até que elas sejam digeridas. Então, desfrutarão a bênção que é pura, imaculada e livre de manchas. A experiência é real; palavras não. As palavras são de outrem, mas a experiência é própria. Portanto, tudo deve ser submetido ao teste da experiência. Quando há estabilidade na experiência e quando a sensação da experiência não oscila, isso é *samādhi*.

Sāma significa equilibrado, em harmonia. Quando a alma, que é a causa da existência, difunde-se, harmonizando-se em todos os lugares, isso é *samādhi*. Muitas pessoas dizem que *samādhi* significa transe, mas transe não é a palavra certa para defini-lo. Em *samādhi*, estamos totalmente conscientes. A consciência se difunde em todas as direções, através de todas as camadas do corpo e por todas as suas partes. E, ainda assim, dizemos que a finalidade do yoga é o esquecimento do corpo e da mente. Assim como a essência da árvore está oculta na semente, a essência da árvore de um homem está oculta na semente da alma. Não é possível ver a árvore na semente nem é possível enxergar o si-mesmo no mais íntimo assento da alma. Então, no momento culminante, nosso si-mesmo também é esquecido, mas o esquecemos porque mergulhamos profundamente dentro dele. Difundir a alma em cada uma das partes do corpo é *samādhi*.

Há dois tipos de prática em yoga. Quando estamos totalmente absortos, sem refletir sobre impressões passadas, mas agindo e nos ajustando a cada momento rumo à perfeição e à precisão, a prática se torna espiritual. Se há oscilações, se a mente vagueia ou se há diferenças entre o ser, seu corpo, sua mente e seus pensamentos, então a prática é sensorial, mesmo que se esteja praticando yoga e que a consideremos espiritual.

Vocês são iniciantes em yoga. Eu também sou um iniciante a partir do ponto onde ontem deixei minha prática. Não trago as posturas de ontem para a prática de hoje. Conheço as posturas de ontem, mas, ao praticar hoje, volto a ser um iniciante. Não desejo as experiências de ontem. Quero observar qual será a nova compreensão que se poderá acrescentar ao que eu estava sentindo até agora. Nessa busca, meu corpo é meu arco, minha inteligência é minha flecha e meu si-mesmo é meu alvo. Sou interna e externamente consciente. Devemos aprender a esticar bem o arco antes de podermos atingir o alvo; portanto, continuem estendendo o arco de seu corpo. Então, a flecha de sua inteligência se aguçará e, ao ser solta, atingirá o alvo, que é a sua alma. Não se preocupem com o alvo. Quando o arco estiver bem esticado e a flecha, afiada, vocês o acertarão.

Qual é o seu estado mental quando praticam yoga? Qual o propósito de sua prática? Melhorar sua apresentação pessoal e tornar-se mais atrativo ao caminhar pela rua? Ou cultivar seu si-mesmo, do corpo à alma? Se esta última for a ideia por trás de sua prática, então ela se tornará espiritual. Sensorialidade e espiritualidade são como os dois lados de uma mesma moeda — se a viramos de um lado, é espiritual; do outro, é sensorial.

Trata-se de uma questão subjetiva. Não é necessário que um estranho certifique se o seu *sādhana*, sua prática de yoga, é espiritual ou sensorial. Somente o praticante pode julgar se a própria prática é divina ou não, porque o espiritual é subjetivo, assim como o âmago do ser também o é. Quem vê de fora não consegue enxergar o âmago do ser. Pode ver somente o corpo e suas manifestações, e não o lado intuitivo. Não precisamos ser perturbados pelo ponto de vista daqueles que enxergam somente nosso envoltório, o corpo, e pretendem nos dizer se somos divinos ou não.

Já observaram seu estado mental ao levantar-se pela manhã? E ao ir para a cama à noite, antes de dormir, quando estão próximos à cama e vão se deitar, alguma vez observaram em que estado se encontram? Vocês conseguem explicar que estado é esse? Vocês pensam no corpo? Naquele momento, pensam na mente? Ou é o verdadeiro âmago do ser que vai se deitar? É a sensação de uma fração de segundo. É um momento. Estou perguntando sobre esse exato momento. A cama está ali. Você está ali. Tudo está em seu lugar, e você apenas se deita.

Qual é seu estado antes de repousar a cabeça no travesseiro? Nesse momento, vocês não estão conscientes de seu corpo ou de sua mente, apenas se deitam na cama. E qual o seu estado após pousar a cabeça no travesseiro? Este é o momento em que dizemos "ah, graças a Deus!", e então penetramos a mente. No momento anterior, o corpo estava ativo, a mente estava ativa, a inteligência estava ativa, mas foram todos atraídos em direção ao si-mesmo para que este se deitasse. Isso é chamado de estar no momento, porque não havia a presença da mente ou do corpo, somente a presença do si-mesmo. Se captamos esse estado e o ampliamos em nossa vida ativa, podemos fazer qualquer coisa sem perder o contato espiritual interior. O contato com o seu si-mesmo é o que se conhece como contato espiritual ou divino. Consequentemente, permanecemos divinos mesmo se estivermos envolvidos com as atividades mundanas.

Quando vemos algo belo, é o corpo que vê ou é a mente? O que é que vê? Por um momento, permanecemos lá, boquiabertos. Nós nos encontramos em um estado espiritual. E então dizemos "Estou vendo!", e nesse momento levamos a experiência à mente. Você encobriu a si mesmo e retornou à sua mente.

Como eu já disse, são dois lados de uma mesma moeda. De um lado está o si-mesmo; do outro, o corpo, a mente e o mundo que nos rodeia. De um lado está o prazer espiritual; do outro, o prazer sensorial. Lembrem-se de que nenhum estranho pode julgar se sua prática é um *sādhana* espiritual ou físico. Eu posso estar meditando e, no fundo do meu coração, estar pensando em uma bela garota. Para os outros, estou meditando, mas, internamente, o que é que estou fazendo?

Vocês devem aprender a captar esses estados. Antes de ir para a cama, como é que a sua mente deixa de trabalhar? Ao ver um lindo céu azul, e antes de dizer "o céu azul", qual é o estado de sua mente? Ou, então, quando o Sol no horizonte está totalmente vermelho como uma maçã, tão lindo que não se consegue nem mesmo falar, qual é o seu estado mental nesse momento? Vemos um peixe em um lago; algo nos atrai, mas daí exclamamos "Olhe! Olhe!", e perdemos a espiritualidade porque voltamos aos sentidos.

Vocês devem, portanto, estar alertas a cada segundo, a fim de reconhecer o que é espiritual e o que não é. Não posso demarcar dessa maneira. Quem faz demarcações é desonesto. Vocês devem aprender a ver apenas purificação, não demarcação. Se o meu si-mesmo existe em todas as minhas células, como posso afirmar que a existência da célula é física? O si-mesmo existe na célula, eu existo aqui. Se eu existo aqui, como posso dizer que se trata de um corpo físico? Quando a mente e as ondas de pensamentos se dissolvem em uma nova abordagem, contanto que permaneçamos nessa nova abordagem, isso é espiritual. No momento em que passamos a memorizar o fato, tornamo-nos sensoriais.

Tentar repetir uma experiência é *sādhana* mecânico, não espiritual. Vocês devem manter a experiência vivida como num arquivo, por assim dizer, e então observar o que nos reserva o novo dia. Não se deve recorrer à experiência passada. Aquela experiência tornou-se finita porque é reconhecida. Mantendo esse reconhecimento guardado num arquivo, podemos observar o que trará a prática de hoje. Se praticarem dessa maneira, sua prática será *sādhana* espiritual. No entanto, se buscam repetir hoje a experiência do que ontem era novo, isso é repetição, não é *sādhana* — não pode ser espiritual.

Uma árvore tem milhões de folhas. Cada uma delas é diferente, ainda que todas sejam parte da mesma árvore. Vocês também têm inúmeras folhas em suas distintas ondas de pensamentos, ações, reações, flutuações, sentimentos, falhas e limitações, ainda que todos estejam conectados à mesma raiz, o âmago do ser. Vocês devem procurar ver a si mesmos em totalidade, ver a árvore em sua totalidade, sem identificá-la com a flor, o fruto, a folha ou a casca. No momento em que vocês veem a folha, esquecem-se da árvore. De maneira semelhante, se quisermos meditar e nos esquecermos dos outros membros do yoga, deixaremos de ver a árvore como um todo.

Se tocamos um cabo eletrificado, tomamos um choque. Sua inteligência deve atuar em seu corpo como um circuito elétrico, e assim, no momento em que a atenção se dispersar, ou em que houver algum esquecimento, um choque avisará que algo está fugindo do controle em sua cabeça. Isso é ação em meditação; isso é meditação em ação. Dessa maneira, não há diferença entre ação e meditação, assim como não há diferença entre *haṭha-yoga* e *rāja-yoga*. *Haṭha* significa a força de vontade da inteligência; *rāja* é a alma. A inteligência, atuando como ponte entre a alma e o corpo, é o fio usado para tecer o corpo e a alma em uma união divina, um casamento divino, denominado *samādhi*, ou o absoluto em si mesmo. Esse é o fruto da árvore do yoga.

É preciso arar a terra para deixar o solo macio, remover as ervas daninhas, regar e adubar a planta em crescimento e depois, delicadamente, cuidar e nutrir para que a árvore cresça com saúde e força, produzindo seu delicioso fruto. Sabemos que a essência espiritual da árvore está concentrada no suco de seu fruto, que é o apogeu do crescimento da árvore. Colhemos o fruto e sentimos o seu sabor. O deleite desse sabor pode ser sentido, mas não pode ser expresso em palavras.

Da mesma maneira, a árvore do yoga precisa ser cuidadosamente seguida, passo a passo, no decurso de seus diversos estágios, se quisermos experimentar seus resultados. *Yama* cultiva os órgãos de ação para que possam agir para os fins corretos; *niyama* civiliza os sentidos e os órgãos de percepção; os *āsanas* irrigam cada uma das células do corpo humano, nutrindo-o por meio de abundante abastecimento de sangue; *prāṇayāma* canaliza a energia; *pratyāhāra* controla a mente, purificando-a de todas as impurezas; *dhāraṇā* remove o véu que recobre a inteligência, aguçando-a e tornando-a mais sensível enquanto age como ponte entre a mente e a consciência interior; *dhyāna* integra a inteligência; e em *samādhi*, os rios da inteligência e da consciência fluem juntos e desembocam no mar da alma, para que, assim, a alma possa brilhar em todo o seu esplendor.

Dessa forma, a árvore do yoga — *yoga vṛkṣa* —, por meio de sua prática, nos conduz por cada uma das camadas do nosso ser, até chegarmos a viver e a experimentar a ambrosia do fruto do yoga, que é a visão da alma.

PARTE TRÊS

Yoga e saúde

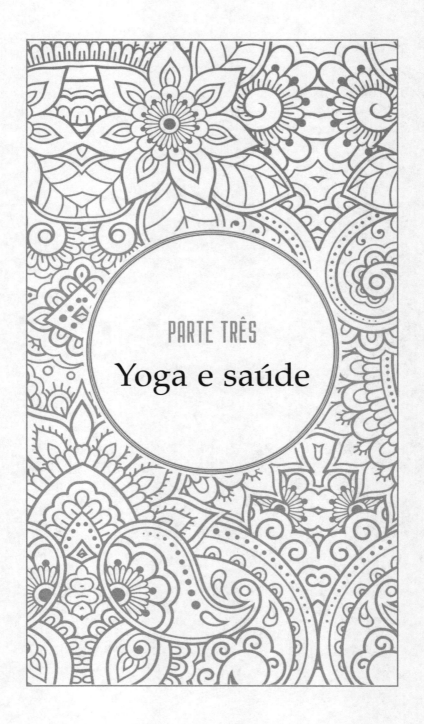

22

A saúde como um todo

A palavra "holístico" está bastante em voga na atualidade, e ouve-se falar muito em medicina holística. Esse verbete contém o termo "inteiro"[12], que é o verdadeiro significado de "saudável" [íntegro]. Quando há totalidade em corpo, mente e si-mesmo, essa totalidade se torna sagrada. "Sagrado"[13] significa divino, e sem divindade não se pode falar verdadeiramente de prática holística ou de medicina holística.

Quando conectamos a alma à pele e a pele à alma, quando há uma intensa comunhão entre as células do corpo e as células da alma, há então uma prática holística ou integrada, porque a totalidade do organismo humano foi integrada em uma única unidade na qual corpo, mente, inteligência, consciência e alma foram reunidos.

Apesar dos grandes avanços alcançados pela ciência, pela medicina e pela psicologia ao longo dos séculos, ninguém conseguiu definir uma fronteira entre corpo e mente ou entre mente e alma. Eles não podem ser separados. Estão misturados, interconectados, unidos. Onde há mente, há corpo; onde há corpo, há alma; onde há alma, há mente; embora nossa experiência cotidiana nos mostre que há uma separação entre esses três. Quando estamos engajados em uma atividade mental, deixamos de ter consciência do corpo. Quando estamos envolvidos com o corpo, perdemos de vista a alma.

---

12. Refere-se ao termo grego ὅλος (*hólos*), que significa "todo", "totalidade". (N.R.)
13. Há aqui um jogo com os parônimos "*holy*", termo em inglês que significa "sagrado", e a raiz grega "*hólos*", já mencionada na nota anterior. (N.R.)

Yoga é uma maneira de se mover em direção à integração, mas de onde vem nosso estado inicial de desintegração? Vem das aflições da vida: falta de conhecimento, falta de entendimento, orgulho, apego, ódio, malícia, ciúme. Essas são as causas que nos afligem e nos trazem doenças físicas, mentais e espirituais.

Dizem que Patañjali nos deu a gramática para o uso correto das palavras, a medicina para a preservação do corpo saudável e o yoga para a serenidade da mente. Bem no início dos *Yoga Sūtras*, ele diz: "Aquiete sua mente!". Suas palavras são como um choque elétrico em nosso cérebro. Um tratamento de choque que se aplica ao cérebro e à mente, e nos abala para que tentemos compreender o que isso significa. Por que ele usou essas palavras? Se a mente precisa ser aquietada, é porque está em um estado de flutuação. Mas por que as flutuações surgem na mente? O que faz a mente flutuar? Patañjali segue em frente para analisar as causas das perturbações da mente e a falta de equilíbrio no corpo.

Podemos ler nos *Purāṇas* a história do nascimento de Patañjali. Sua mãe, Goṇikā, era uma *tapasvinī*[14] solteira e uma *yogī*. Tendo adquirido imenso conhecimento e grande sabedoria, e não encontrando nenhum aluno adequado a quem transmitir seu conhecimento, ela rezou ao deus Sol e, com água em suas mãos em oferenda, disse: "Este conhecimento veio por seu intermédio, então, deixe-me devolvê-lo a você.". Naquele momento, ela abriu os olhos e viu algo movendo-se em sua mão. Era Patañjali. *Pāta* significa "caído"; *añjali* significa o tempo de oração. Patañjali foi o nome dado a ele por Goṇikā, sua mãe, em decorrência do modo que ele nasceu. É ele o autor do *Mahābhāṣya*, grande tratado sobre gramática. Ele também aprendeu a dançar. Por meio dos movimentos da dança, conheceu as várias funções do corpo e escreveu um tratado sobre saúde e medicina. Tendo escrito esses dois tratados, sentiu que seu trabalho ainda estava incompleto, já que ainda não havia abordado a consciência. Então, disse a si mesmo "Agora, falemos sobre consciência"; e começou a escrever seus *Yoga Sūtras*, que iniciam com a asserção "*Yogaḥ chittavṛtti nirodhah*": yoga é a restrição dos movimentos da consciência (*Yoga Sūtras*, I, 2).

---

14. Mulher asceta; devota (N.T.)

O *Mahābhāṣya*, grande tratado de Patañjali sobre gramática, sobrevive até hoje, assim como seus *Yoga Sūtras*. Muitos acreditam que o famoso *Charaka Saṁhitā*, tratado sobre medicina *āyurveda*, foi escrito por Patañjali, e que Charaka era seu pseudônimo, mas outros dizem que Patañjali não tinha conhecimentos de medicina. Alguns também dizem que o Patañjali autor do *Mahābhāṣya* não era a mesma pessoa que o Patañjali autor dos *Yoga Sūtras*. Sabemos, no entanto, que, em tempos modernos, uma grande alma como *śrī* Aurobindo poderia escrever centenas de poemas todos os dias e que sua tremenda capacidade aumentou quando praticou yoga. Portanto, não nos deve surpreender o fato de Patañjali, que foi uma grande alma integrada em sua época, ter escrito os maiores tratados sobre gramática, medicina e yoga, por mais complexas e difíceis que sejam essas três disciplinas. Eu, em vista disso, saúdo Patañjali, que nos trouxe conhecimento e entendimento nesses três âmbitos.

Os *Yoga Sūtras* têm início com a verdadeira raiz da mente e da inteligência, que é a consciência, ou *citta*. No primeiro capítulo, chamado *Samādhi Pāda*, Patañjali analisa os movimentos e o comportamento da mente. No segundo capítulo, chamado *Sādhana Pāda*, que trata da prática, ele aborda os *kleśas*, aflições do corpo que provocam os movimentos da mente ou os padrões de comportamento do ser humano.

No terceiro capítulo, chamado *Vibhūti Pāda*, o capítulo sobre as realizações, Patañjali descreve os resultados do yoga e estabelece quais efeitos, propriedades ou dádivas podem ser conquistados por meio de sua prática. No entanto, nos alerta para que não sejamos enredados por esses efeitos, pensando que com eles nossa jornada espiritual tenha alcançado sua meta. Em vez disso, devemos continuar nossa prática para que a inteligência da consciência e a inteligência da alma possam ser igualmente equilibradas. Quando estiverem igualmente equilibradas, atingiremos o mais elevado estado de sabedoria, em que a pessoa existe em completa integração. Esse estado é conhecido por *kaivalya*; e o quarto capítulo de Patañjali, o capítulo sobre a liberação absoluta, chama-se *Kaivalya Pāda*.

Assim, os *Yoga Sūtras* tratam da mente no primeiro capítulo e do corpo no segundo e nos recordam, no terceiro e no quarto capítulo, que nosso objetivo no yoga é chegar à alma. Patañjali aplicou sua sabedoria, a princípio, na linguagem, em seu tratado sobre gramática; no corpo, em seu tratado sobre medicina; e na alma, em seu tratado sobre yoga, ainda que na ciência do yoga todos os três níveis do ser — corpo, mente e alma — estejam envolvidos. Portanto, yoga é uma ciência integrada, capaz de conduzir o ser humano fragmentado de volta à sua totalidade e saúde.

23

O objetivo e o subproduto

Em primeiro lugar, yoga não é, de modo algum, uma ciência terapêutica. O yoga é uma ciência para a libertação da alma ao trazer a consciência, a mente e o corpo a um estado de integração. Porém, ao construir-se uma fábrica para a produção de um certo produto para venda, feliz ou infelizmente, muitos outros produtos podem, por acaso, acabar sendo também fabricados e ter valor de mercado. Com isso, é possível que se esqueça o propósito original para o qual a fábrica foi construída e passar a produzir somente os subprodutos para venda no mercado. De maneira similar, o yoga tem várias facetas, e, apesar de seu objetivo e sua culminação serem a visão da alma, tem muitos efeitos colaterais benéficos, dentre os quais estão saúde, alegria, paz e equilíbrio. Como todo processo industrial tem certos subprodutos, então, saúde, alegria e cura são todos subprodutos do yoga, que dessa forma pode, até certo ponto, ser considerado uma ciência médica.

Nossa saúde e nossa existência dependem das funções respiratória e circulatória. Estas são as duas portas para o reino do organismo humano, e, se uma delas estiver bloqueada, desequilibrada ou travada, surgirão doenças. Suponham que a sala em que estão seja um corpo humano. Se as portas e janelas estiverem fechadas, haverá um cheiro ruim no cômodo. Esse mau cheiro representa a doença do ambiente; então, o que vocês fariam? Abririam as portas e janelas para que o ar ruim fosse substituído por ar fresco. Da mesma maneira, a prática de *āsanas* fornece energia e circulação ao corpo humano. Quando executamos os *āsanas*, onde quer que haja impedimentos no corpo em virtude da falta de circulação (que, assim, pode sofrer de artrite reumatoide, asma, bronquite, problemas no fígado, dor de estômago, dor intestinal, entre outras doenças), as posturas irrigarão o sistema e esses impedimentos serão removidos. Então, depois de purificados das aflições que trouxeram desintegração, voltamos à integração e à vida, e a saúde começa a florescer. Do mesmo modo, se a porta da respiração está bloqueada ou conturbada, a prática de *prāṇayāma* purificará o sistema e o trará de volta a um estado de integridade.

Os *āsanas* e o *prāṇayāma* são a fonte e o manancial de todos os outros aspectos do yoga, porque todo o sistema humano depende das portas respiratória e circulatória. A regulagem da respiração mantém a porta respiratória limpa e aberta. Por meio de um sistema circulatório desobstruído e sem perturbações, o sangue nutre cada uma das partes do corpo. Quando o sangue circula pelas áreas do corpo que não estão saudáveis, elas são nutridas, as toxinas são dissolvidas e as diversas doenças e seus sintomas físicos chegam ao fim. Isso pode acontecer por um longo período. É um processo natural, e opera no ritmo dos processos naturais. Lembrem-se de que, embora se tomem remédios recomendados pela medicina moderna, estes ativam determinados processos para que as funções naturais aconteçam mais rapidamente, mas não promovem a cura — os remédios podem apenas acelerar o processo. Os remédios não curam a doença. A natureza por si só cura as doenças. O yoga, por outro lado, não usa drogas externas para acelerar o processo. Deve-se contar com a própria natureza, e somente por meio da natureza possibilitar que o organismo humano funcione o mais rápido e efetivamente possível. O yoga é, dessa forma, um método lento, mas certeiro, ao passo que a medicina moderna é rápida, mas pode não acertar!

De acordo com a ciência médica indiana do *āyurveda*, as diversas doenças físicas são resultado do desequilíbrio dos cinco elementos em nosso corpo. Vamos falar mais a respeito disso no próximo capítulo. A prática dos *āsanas* pode trazer um equilíbrio entre esses elementos, e o *prāṇayāma* acelera o processo. Como eu já disse, os remédios podem acelerar um processo de cura, mas não promovem a cura em si. De modo semelhante, o *prāṇayāma* não traz o equilíbrio, mas acelera o processo para que as posturas possam trazê-lo mais rapidamente. Quais posturas devem ser feitas e quais devem ser evitadas é algo que se deve aprender trabalhando com um professor competente. *Āsanas* não são prescrições; são descrições. Prescrever pode ter o sentido de receitar um medicamento para que o paciente possa comprá-lo em uma farmácia. No entanto, no yoga, deve-se descrever a postura e como ela deve ser realizada de acordo com cada problema, e a pessoa que está sofrendo deve passar por um treinamento para que os *āsanas* corretos sejam executados da forma correta a fim de curar a doença.

24

Yoga e medicina *āyurveda*

Āyurveda *é a ciência médica tradicional indiana. "Āyur" vem da raiz "āyuḥ", que significa vida, e "veda" vem da raiz "vid", que significa saber, compreender. Quando se compreende o corpo, a mente e a alma, isso é conhecido como* āyurveda.

A origem do *āyurveda* é o *Atharva Veda*, que, junto com o *Ṛg Veda*, o *Sāma Veda* e o *Yajur Veda*, constitui os quatro *Vedas* — as escrituras sagradas que são as verdadeiras raízes do pensamento e da filosofia hindu. Ninguém sabe quando os *Vedas* surgiram. São considerados *apauruṣeya*: não criados pela humanidade. O yoga também é *apauruṣeya*. Como essas ciências não foram criadas pelos seres humanos, são universais e destinadas a toda a humanidade. Brahmā foi o fundador do yoga, que é, portanto, tão antigo quanto a civilização. O *āyurveda* também é tão antigo quanto a civilização. Essa forma de medicina é a mãe de todos os outros sistemas medicinais, sejam alopáticos ou homeopáticos. No *āyurveda* encontram-se tratamentos para doenças por meio de remédios que produzem os mesmos sintomas que a doença, assim como na homeopatia, e também remédios que produzem sintomas opostos aos da doença, assim como na alopatia. O *āyurveda* utiliza ambos os métodos.

Lemos nos *Vedas*: "A fonte para toda ação é a perfeição do corpo". E mais: "Aquele que é fraco não pode ter a experiência da alma". Assim, o corpo é a fonte para a evolução de cada indivíduo. Os objetivos do yoga e do *āyurveda* são quase os mesmos. Ambos estão envolvidos na autorrealização. A única diferença é que o yoga adota uma abordagem psicoespiritual, e o *āyurveda*, uma abordagem físico-fisiológica. A causa das doenças, de acordo com o yoga, são as flutuações da mente, ou *citta*. Para o *āyurveda*, por outro lado, as doenças são atribuídas a desequilíbrios nas constituições do corpo.

Os cinco elementos dos quais todos nós somos feitos são terra, água, ar, fogo e éter. O primeiro elemento é a terra, que é a base para a produção de energia. Quando a energia é produzida, sua distribuição requer espaço, que é o último elemento, o éter. Terra e éter, o produtor e o distribuidor de energia, são por si sós imutáveis e eternos; mudam quando entram em contato com os outros três elementos, que são o ar, o fogo e a água. O *āyurveda* fala de três *doṣas*, ou humores do corpo, conhecidos como *vāta*, *pitta* e *kapha*, que são os princípios de ar, fogo e água, tal como se manifestam no corpo. O *āyurveda* explica que os desequilíbrios em *vāta*, *pitta* e *kapha* perturbam o equilíbrio do corpo e são a causa do surgimento de doenças.

De acordo com a filosofia do yoga, os distúrbios aparecem por conta do desequilíbrio dos três *gunas*, ou qualidades da natureza e da mente nos padrões comportamentais de cada indivíduo. Encontramos essas três qualidades na história de Rāvaṇa, Kumbhakarṇa e Vibhīṣaṇa. Elas são *sattva*, *rajas* e *tamas*, ou iluminação, dinamismo e inércia. Essas três qualidades da natureza perturbam a mente, que, por sua vez, perturba as funções do corpo. A prática de *āsanas* e *prāṇayāma* serve para criar profundidade e interconectar as inúmeras partes do corpo.

Não há contradições entre as maneiras com que o yoga e o *āyurveda* explicam as causas das aflições. Nós temos setecentos músculos, trezentas articulações, 16 mil quilômetros de correntes nervosas percorrendo o sistema humano e cerca de 96 mil quilômetros de veias, artérias e capilares. A máquina humana é muito complicada, e é bastante difícil manter suas diversas partes em bom estado. Não sabemos quantos músculos menores auxiliam na atuação de um músculo principal — e sequer sabemos seus nomes. Para que o corpo se movimente, é preciso haver uma corrente: é a corrente *vāta*, a corrente do vento. O sangue também tem de circular, e a corrente sanguínea é *pitta*, o elemento fogo. O sangue é bombeado para as diversas partes do corpo e, nesse fluxo, certas energias químicas são produzidas — conhecidas como *ojas*, ou brilho, no yoga, e *tejas*, ou esplendor, no *āyurveda*. Isso nada mais é do que o elemento fogo, ou energia elétrica. A ciência médica moderna também trata da energia elétrica que circula por nosso sistema nervoso. Enfim, *kapha*, o elemento água, lubrifica o corpo. Assim como o seu carro precisa de manutenção, precisamos de *kapha* para a preservação de nosso corpo. Se não fosse assim, seríamos como paus — não haveria fluido em nossas articulações para a realização de qualquer movimento.

A única diferença entre yoga e *āyurveda* é que no yoga é necessário que exista uma enorme força de vontade. É preciso gerar a própria energia para combater as doenças. Como muitas pessoas não dispõem da potência necessária para combater suas doenças, o *āyurveda* prescreve tônicos ou vitaminas para ajudar nesse processo. Esses tônicos são medicamentos dos reinos mineral, vegetal e animal. O *rasa*, ou sabor, de certos tônicos energiza o corpo. De modo semelhante, deve haver *rasātmaka-karma* e *rasātmaka-jñāna* (ação do sabor e conhecimento do sabor) na prática de *āsanas*. Durante a execução de *āsanas* e *prāṇayāma*, a essência, ou o sabor, da energia deve ser sentida na fonte de seu corpo.

Diz-se que tanto no yoga quanto no *āyurveda* há três tipos de enfermidade. A princípio, há as desordens autoinfligidas. Se abusamos de nossos corpos, naturalmente pagamos o preço por isso. Essas doenças autoinfligidas, autoatraídas, são conhecidas como *adhyatmika-roga*. Há, então, as doenças congênitas, conhecidas como *adhidaivika-roga*. São doenças que as crianças herdam de seus pais. Também há *adhibhautika-roga*, que tem relação com as doenças causadas pelo desequilíbrio dos cinco elementos em nosso sistema. Se nosso elemento terra não se encontra num estado de equilíbrio, sofremos de constipação. Se nosso elemento água não está equilibrado, sofremos de doenças como a hidropisia[15]. Se nosso elemento fogo não está equilibrado, temos problemas gástricos, com uma sensação de queimação no estômago. Se tivermos o elemento ar alterado, sentiremos inchaço abdominal ou reumatismo nas articulações. Se, de repente, sem nenhum motivo aparente, o corpo incha ou se encolhe, e volta depois ao normal, isso se deve ao desequilíbrio do elemento éter. A prática de *āsanas* ajuda a manter o equilíbrio dos cinco elementos e, portanto, a evitar a classe de doenças conhecida como *adhibhautika-roga*.

15. Acúmulo anormal de fluidos nas cavidades naturais do corpo, edema. (N.R.).

Como no *āyurveda*, também no yoga encontram-se vitaminas. Patañjali diz que as vitaminas que precisamos manter no yoga são a fé, a coragem, a ousadia, a absorção e uma extensa memória para entender exatamente o que está acontecendo conosco hoje, o que aconteceu ontem, anteontem e muitos dias atrás, com consciência ininterrupta. Essas são as cinco vitaminas para o praticante de yoga. Se não temos essas cinco vitaminas, não estamos praticando yoga, apenas *bhoga*. *Bhoga* significa satisfação. Vocês se lembram de que *niyama* começa com *śaucha* e *santoṣa*? *Śaucha* é limpeza, e *santoṣa*, contentamento. Juntos, produzem *bhoga*, que pode ser descrito como saúde do corpo e harmonia da mente. No entanto Patañjali não finaliza em *śaucha* e *santoṣa*. Ele prossegue com *tapas*, *svādhyāya* e *Īśvara-praṇidhana*, que conduzem à liberação da alma de seu contato com o corpo.

O *āyurveda* parte do corpo, e o yoga parte da consciência. Mas, desde seus diferentes pontos de partida, ambos servem para manter o corpo saudável e ambos são *mokṣa-śāstras*, ciências da liberação.

25

A abordagem prática

A ciência médica moderna utiliza a cortisona, o único medicamento considerado aplicável a todas as doenças. Pode-se dizer que a cortisona do yoga é a visão da alma. Entretanto, se há um problema no estômago, é um problema prático que deve ser tratado de modo prático. Deve-se trabalhar com um professor competente para entender por que há dor, o que acontece quando se faz determinados movimentos, saber quais erros estão sendo cometidos nas posturas, onde está a ênfase durante o trabalho, perceber se é necessário enfatizar determinado ponto ou se é preciso deslocar-se para outro ponto a fim de neutralizar a tensão. Todas essas coisas devem ser vistas em sua prática.

Imagine que você tem um furúnculo na perna. Um médico apertaria imediatamente a ponta do abscesso para extrair o pus ou ele primeiro limparia as partes adjacentes? Se o que está no furúnculo é uma causa interna, não há razão para simplesmente extrair sua ponta, pois o resultado será o surgimento de outro furúnculo. De maneira semelhante, no yoga, não devemos nos concentrar diretamente no ponto onde a doença se manifesta. Se há uma dor no estômago, deve-se saber que há processos indiretos conectados a esse mal-estar. Deve-se observar o comportamento do corpo como um todo. Não é preciso nada além de bom senso para compreender isso. Deve-se fortalecer as outras partes do corpo antes de tocar diretamente a parte lesada.

Ao executar os *āsanas*, não estenda a área lesada diretamente; primeiro, fortaleça as outras partes. Você deve dizer ao professor: "não quero pressão direta sobre esta área". Assim, não ocorrerá nada errado. Se houver dor em determinada parte do corpo, não pense apenas em um resultado rápido. Exercite-se e tonifique as áreas adjacentes antes de começar a trabalhar diretamente na área afetada. Do contrário, o problema será agravado, e a culpa não será do yoga. Deve-se identificar a causa da dor e introduzir criteriosamente as posturas de yoga no intuito de livrar-se dela. Deve-se fortalecer os músculos que atuam indiretamente para, então, depois, trabalhar o problema. O professor pode observar de fora e guiar o trabalho com sua visão externa para que, assim, o entorno seja purificado e fortalecido antes que o aluno passe a trabalhar seu ponto fraco a partir de dentro.

Na maioria dos alunos, a mente é muito forte, porém o corpo não reage à vontade do cérebro. Em geral, o cérebro age como sujeito, mas devemos aprender a tratar o cérebro como objeto e o corpo como sujeito. Essa é a primeira lição que o yoga ensina. Quando é aprendida, o efeito do yoga é muito rápido.

Caso haja um problema no estômago, não se pode dar ordens a ele a partir do cérebro. Não há espaço nesse caso para que o cérebro atue como sujeito. Se utilizarem o cérebro, eu serei agressivo e direi: "É o seu estômago que está sofrendo, não o seu cérebro!". Serei compassivo com o seu estômago, mas firme em meu propósito de tornar o seu cérebro mais humilde. Direi: "Relaxe o seu cérebro! Deixe fluir!". Isso retira a tensão do cérebro, e, por causa dessa redução de tensão, a dor no estômago também diminui. Assim, relaxamos o cérebro no âmbito psicológico e trabalhamos o estômago no âmbito fisiológico. Isso faz com que o cérebro aceite a dor, que dessa maneira se torna tolerável, e a energia antes desperdiçada em tensão se transforma em energia de cura, que pode ser trabalhada no estômago. Desse modo, então, a lesão pode começar a ser curada.

Talvez seja mais difícil para as pessoas, digamos, inteligentes tratar o corpo como sujeito, porque vivem em função da própria mente. O *yogī* sabe que tem um cérebro desde a sola do pé até o topo da cabeça. Uma pessoa intelectual pensa que está apenas em sua cabeça e em nenhum outro lugar; sua inteligência não pode se espalhar para além do cérebro e habitar o restante do corpo. O *yogī*, no entanto, diz: "Espalhe essa energia a partir do cérebro para as outras partes do corpo, para que o corpo e o cérebro possam trabalhar em concordância e a energia seja equilibrada entre os dois". Esse é o início do processo de cura, pois a liberação de tensão no cérebro traz relaxamento aos nervos.

Convidam-me frequentemente a aconselhar sobre que exercícios devem ser feitos por alguém que sofre de uma doença ou de outra. Não dou conselhos. Simplesmente digo: "Trabalhe para se livrar dos problemas". Conselhos não valem nada. Não posso recomendar exercícios específicos. Como poderia saber que tipo de efeito traria? Isso tem de ser avaliado em cada caso específico. Senão, seria como ler alguns livros para conhecer os efeitos de um medicamento, ir à farmácia comprá-lo e tomá-lo. Não se pode ler sobre métodos de cura em livros de yoga e, baseando-se nisso, tratar alunos que chegam em busca de alívio. Não posso permitir que meus alunos o façam. Livros são apenas guias genéricos. Se, como professores, vocês se depararem com problemas médicos específicos, devem buscar orientações de um professor sênior, que tenha experiência em lidar com tais casos. Permitam que os professores sejam seus guias. Dessa maneira, estarão seguros, e os alunos também estarão em boas mãos.

Considerem o exemplo de alguém com espondilite anquilosante. Se for um caso antigo e os ossos já estiverem fundidos, será difícil conseguir algum progresso substancial. É como uma árvore bem desenvolvida que já não pode ser podada, ao passo que uma muda pode ser podada de acordo com a direção desejada para seu crescimento. Se a doença for recente, pode-se intervir nela como em uma árvore jovem, mas, se a doença for muito antiga, deve-se apenas controlá-la e não permitir que se espalhe mais. Se for recente, ajam logo para dominá-la, e se estiver se espalhando, ajam logo do mesmo modo para evitar que se espalhe ainda mais. Deve-se usar o bom senso: alinhamento dos músculos com os ossos, dos órgãos com as fibras conjuntivas, do interior, do exterior, da parte frontal e da parte traseira do corpo, e colocação correta dos órgãos em suas posições; tudo deve ser observado durante a prática.

Ao praticar *trikoṇāsana*, se observarem o alinhamento da parte externa do corpo, descobrirão que a perna está em meio *śavāsana*: inclinando-se desde o pé até o quadril. Observem a si mesmos no cotidiano: de que maneira cada lado do corpo trabalha? O joelho e a coxa estão afastados da linha que liga o pé ao quadril? Esse tipo de yoga não vai curar enfermidades. O osso é o centro, e os músculos são suas asas. Os músculos devem espalhar-se da mesma forma para ambos os lados, como as asas de um pássaro. Se a metade de uma asa for cortada, o pássaro com uma asa e meia já não poderá voar. Do mesmo modo, com um músculo e meio não se pode conquistar saúde para essas áreas nem curar a enfermidade. Cada parte do músculo deve ser dividida igualmente para que as asas ou os músculos se estendam igualmente para ambos os lados. É assim que se cura uma doença.

Se vocês são professores de yoga, devem ter conhecimentos básicos sobre as causas das enfermidades, sobre como se desenvolvem, e devem saber que partes do corpo afetam. Ser professor de yoga é muito difícil. Embora possam saber imediatamente que esta ou aquela pessoa está sofrendo de determinada doença, se não souberem como enfrentá-la diretamente, deverão trabalhar a partir da periferia, tonificando músculos que estão afastados da área afetada. Certifiquem-se de tonificar todos os músculos do entorno — acima, abaixo, nas laterais — e gradualmente comecem a trabalhar na área afetada. Assim, não correm riscos. Se a coluna lombar for afetada, deve-se trabalhar a zona cervical, o cóccix, a área sacroilíaca e a coluna torácica. Só então pode-se chegar à área afetada. Se tratarmos a coluna lombar diretamente nesses casos, não só correremos riscos como também arruinaremos nosso nome e comprometeremos os nobres valores e os benefícios da arte do yoga.

Um professor de yoga experiente ataca o ponto de modo direto se a doença é recente, mas, se é um problema de longa data, ele pode abordá-la a partir das outras áreas. Primeiro, leve saúde às outras partes, e só depois alcance a área afetada para que também se torne saudável. É assim que o yoga deve ser ensinado em casos terapêuticos.

Apresentei essas ideias gerais, mas não posso dar soluções específicas para casos específicos. Deve-se observar, aprender sob a orientação de um professor capacitado e, então, trabalhar segundo seu critério.

26

A arte da prudência

Muitos livros de yoga descrevem técnicas depurativas especiais, conhecidas como kriyās. *Mas, se lermos o* Haṭha Yoga Pradīpikā *com atenção, veremos que lá está escrito que essas técnicas são terapias, e não uma parte do yoga. As* kriyās *são indicadas para doenças que, de outra maneira, seriam incuráveis, mas muitos outros meios devem ser utilizados antes de se recorrer a essas medidas drásticas, pois elas não são para todos. A medicina moderna também toma medidas drásticas. A cortisona é um medicamento drástico. Se todos os demais falharem, prescreve-se cortisona. De maneira semelhante, antigamente, quando todos os outros métodos falhavam, as* kriyās *eram prescritas como tratamento drástico, deixando-se claro que não deveriam ser praticadas por uma pessoa saudável.*

O mesmo texto diz que os efeitos resultantes dessas *kriyās* também são obtidos por meio de *āsanas* e *prāṇāyāmas*. Hoje, a maioria das pessoas tem a impressão de que o *haṭha-yoga* equivale às *kriyās*, mas não é verdade. O *haṭha-yoga* se compõe de *āsana*, *prāṇāyāma*, *pratyāhāra*, *dhāraṇā*, *dhyāna* e *samādhi*. As *kriyās* são algo diferente; são destinadas a pessoas com doenças menos comuns.

Algumas pessoas limpam as passagens internas de seu corpo usando água, um fio ou um tecido, de acordo com as *kriyās* conhecidas, respectivamente, como *jala-netī*, *sūtra-netī* ou *dhautī*. Eu, no entanto, faço *prāṇa-netī*, ou depuração com a respiração em *prāṇāyāma*. Por que utilizar objetos externos quando a própria natureza forneceu o fio da respiração? Assim, digo que *sūtra-netī*, *jala-netī* e *dhautī* não são necessárias.

Se um tecido for parcial ou inteiramente absorvido e um abscesso surgir no estômago porque esse tecido não está completamente limpo, de quem é a culpa? Quantas pessoas estão capacitadas a dominar a técnica de engolir um pedaço de tecido ou de sentar-se em um balde de água e sugar água pelo esfíncter anal? A natureza forneceu o sistema natural do yoga, que é bastante diferente de tudo isso. É por essa razão que os textos ancestrais afirmam que esses são tratamentos drásticos a serem prescritos apenas em casos drásticos, e não para todos. Se desejarem ler sobre isso por conta própria, encontrarão informações no capítulo 2,21 do *Haṭha Yoga Pradīpikā*[16].

Se observarmos uma muda, poderemos acompanhar seu crescimento. No entanto, se todo dia arrancarmos e colocarmos a mesma muda em um lugar diferente, a planta morrerá. De maneira semelhante, não devemos perturbar nosso sistema nervoso com essas medidas drásticas. As *kriyās* são indicadas para quem não pode ser tratado por outros meios do yoga. Se todos praticarem *kriyās*, poderão mais adiante deparar-se com outras doenças provocadas pelo mau uso de seu organismo.

Os *āsanas*, inclusive, devem ser usados com a devida cautela, levando-se em conta o estado físico do praticante. Por exemplo, quando elevamos os braços, cria-se tensão direta sobre o coração. Então, pessoas com problemas cardíacos devem evitar posturas com os braços elevados. No momento em que se elevam os braços, tensiona-se o coração; então, não ensinamos posturas que devem ser praticadas em pé para esses alunos. Isso causaria irritação e não ajudaria em nada.

Tenho muita dificuldade para explicar aos ocidentais a diferença entre um exercício irritante e um exercício estimulante. A medicina diz, por exemplo, que correr estimula o coração. Porém é necessário saber distinguir entre irritação e estimulação. O aceleramento do batimento cardíaco não significa que o coração foi estimulado. Estimular significa energizar ou revigorar, mas fazer exercício pode ser também irritante ou exaustivo. Na prática da corrida, acelerar demais os batimentos cardíacos é irritante para o coração.

16. Svāmin Svātmārāma. *Haṭha-Yoga-Pradīpikā:* uma luz sobre o Haṭha-Yoga. Tradução comentada por Roberto de Andrade Martins. São Paulo: Mantra, 2017. (N.E.)

No yoga, fazemos posturas de extensão para trás, que são mais árduas do que correr, mas não irritam o coração porque não nos deixam sem fôlego, e nosso batimento cardíaco se mantém num padrão rítmico durante todo o tempo. Então, quando estamos ensinando *āsanas*, devemos descobrir o que é, de fato, um exercício revigorante e o que não é revigorante. Depois de um exercício revigorante não há fadiga, absolutamente. Sentir-se bem depois de ter trabalhado duro significa que o trabalho foi revigorante, mas sentir exaustão após dez ou quinze minutos é um sinal claro de que se está praticando um exercício irritante. Isso vale também para o yoga. Por exemplo, posso deparar com um de meus alunos ensinando uma postura como *ardha-candrāsana* de modo irritante, com enorme tensão, enorme carga e enorme aderência das fibras. Isso é o que chamo de praticar yoga de modo irritativo, então, eu interviria e ensinaria a postura com uma abordagem estimulante.

Ciente de que todo aluno pode ter alguma imperfeição física ou enfermidade, o professor deve procurar estimular as áreas afetadas, e não irritá-las. Ensinar yoga é muito simples, mas ensinar yoga da maneira correta é muito difícil. Apesar de todos os alunos terem a mesma estrutura de músculos, articulações e tendões, essa estrutura será perturbada por desequilíbrios psicofisiológicos provocados por hábitos individuais; o professor deve levar em conta tais distúrbios. Assim, em turmas numerosas, às vezes, é necessário separar as pessoas mais fracas, propor-lhes exercícios diferentes ou dedicar-lhes atenção especial para que nenhuma lesão possa acontecer.

Voltando ao exemplo de alunos com problemas cardíacos: o músculo do coração está em uma bolsa[17] central do lado esquerdo. Quando essa bolsa gira para fora, é sinal de que há uma dilatação do coração e, certamente, doenças cardíacas. Quando ensinamos posturas como *setu-bandha-sarvāṅgāsana* e *viparīta-karaṇi*, movemos a bolsa para a sua posição original. Entretanto, quando os braços se elevam, o coração se desloca de sua posição normal, motivo pelo qual aconselhamos os alunos com problemas cardíacos a não fazer essas posturas, por meio das quais se cria tensão no coração.

---

17. Bolsa fibrosserosa em forma de cone chamada pericárdio. (N.R.T.)

Tampouco lhes ensinamos o equilíbrio sobre a cabeça, porque o fluxo sanguíneo se acelera rapidamente, e eles tendem a prender a respiração ao subir à postura. As vértebras da área cardíaca suportam os músculos do coração, de modo que, nos pacientes cardíacos, os músculos que sustentam o coração, situados nas costas, devem ser exercitados e tonificados. Considere o que acontece após um terremoto. Um ataque cardíaco é como um terremoto do coração. O que acontece com a Terra por alguns dias após o choque inicial? Os tremores continuam até que, lentamente, a Terra encontra o seu equilíbrio. Não há segundo terremoto, mas os tremores continuam até que a Terra volte a se estabelecer em seu novo lugar. O mesmo acontece após um ataque cardíaco. Depois do terremoto, os tremores continuam, até que tudo volte a seu lugar. Após o ataque, os músculos que protegem o coração se endurecem — suas fibras ficam tensas. Pelo fato de terem trabalhado duro para proteger o coração, o tremor continua. Sendo assim, esses músculos protetores devem tornar-se passivos. Ensinamos, então, posturas que suavizam esses músculos; quando macios, podem aguentar um segundo ataque sem problemas, porque já estão relaxados. Se pedirmos à pessoa que faça uma posição invertida sobre a cabeça, os músculos que já estão demasiadamente tensos ficam ainda mais tensos para conseguir o equilíbrio, e pode-se imaginar o que acontece.

Expliquei isso em detalhes para dar um exemplo de como abordar a prática de *āsanas* em casos de doenças físicas. Algumas pessoas correm riscos desnecessários. Se outros fazem isso, deixe que assumam as responsabilidades por seus atos, mas não faça o mesmo. É melhor apenas relaxar os músculos e usar almofadões para deitar-se apoiado em *śavāsana*, praticando um *prāṇāyāma* simples, somente isso.

Outra advertência, que se aplica a todas as mulheres praticantes, é que sempre se deve evitar a prática de posturas invertidas durante o período menstrual. O fluxo natural no período menstrual é de descarga, e se essa descarga não acontece de modo apropriado, pode gerar dores de cabeça, e então será preciso buscar tratamento médico. Se há descarga excessiva, também deve-se buscar tratamento. Agora, se fizerem posturas invertidas nos dias de menstruação, a tendência será absorver, em vez de descartar. Se o descarte for bloqueado pelas posturas invertidas, poderão formar-se algumas camadas internamente. No início, os efeitos podem não ser perceptíveis, mas o resultado de reter a descarga pelo efeito da gravidade pode ser a formação de um recobrimento interno que futuramente pode levar a várias doenças, incluindo cistos, câncer, entre outras. Portanto, é aconselhável que não se faça nenhuma postura invertida nos dias de menstruação. As posturas indicadas para esse período são as extensões para a frente, nas quais a descarga não é perturbada em absoluto. Nessas posturas, o fluxo natural é mantido, e, ao mesmo tempo, ocorre uma contração fisiológica no órgão para que a drenagem seja mais rápida.

Por outro lado, quando um homem ou uma mulher perdem sangue pelos intestinos, não se trata de um processo natural, como a ação fisiológica do ciclo menstrual. Nesse caso, a restrição em relação às posturas invertidas não se aplica. Pessoas que sofrem de hemorroidas perdem sangue, mas, graças à prática de posturas invertidas, o sangramento cessa depois de algum tempo. O sangue, nesse caso, não se acumula porque os poros da pele são suavizados, as áreas afetadas são drenadas e a cura acontece. Os movimentos intestinais são facilitados, e não há mais rupturas e perda de sangue. Dessa forma, o organismo humano controla o fluxo sanguíneo das hemorroidas, que se encerra rapidamente. Contudo, no período menstrual, ele se expande e não pode ser cessado sem que isso leve a alguma doença.

Como exemplo, vou usar o meu caso. Talvez vocês se choquem ao ouvir isso, mas, durante quase quinze anos, eu perdi sangue toda vez que fui ao banheiro. Isso sempre acontecia, e eu não conseguia me levantar do vaso por causa da irritação em meu ânus. Então, fiz um *checkup*, porque não acredito em cirurgias a não ser que tenha certeza de que sejam necessárias. E os exames mostraram que tudo estava perfeitamente bem, embora saísse sangue de mim como de uma torneira sempre que eu ia ao banheiro. Nunca tomei remédios, e o problema desapareceu sozinho depois de quinze anos.

Pergunto-me: quantas pessoas têm coragem de encarar algo assim? Há muitos médicos renomados entre meus alunos — indivíduos que supostamente devem saber tudo sobre esses problemas. Eles coçavam a cabeça dizendo: "Não sabemos por que você está perdendo sangue. Não há feridas.". Indicaram-me uma cirurgia para remover o anel do ânus, e então eu disse: "Se vocês não sabem se há uma doença, digam-me: por que eu deveria ser operado?". Então, responderam que me restava continuar perdendo sangue e esperar para ver quando isso iria parar.

Há outra reclamação comum, sobre a psoríase, que é uma descamação da pele. No Ocidente, a psoríase pode surgir em consequência do uso de determinado tipo de meia ou de roupas que passaram pela máquina de secar. Há muitas causas possíveis. Uma pessoa saudável consegue suportá-la, mas, se há alguma fraqueza no sangue, pode ocorrer uma infecção. Em minha experiência, apesar da ocorrência de descamações e erupções, que são muito exasperantes, as fissuras logo se cicatrizam com a prática de posturas invertidas, tanto de manhã quanto à noite, com posturas de equilíbrio sobre a cabeça e sobre os ombros e suas variações — uma sessão de posturas que pode levar cerca de duas horas. A qualidade do sangue melhora e as feridas cicatrizam-se mais rápido. Não estou dizendo que posso curar essa doença, mas, por ter vivenciado a prática com muitos alunos, digo que ela pode ser controlada e que a recuperação é rápida.

Agora, quanto a eczemas, se for um eczema seco, não há absolutamente problema algum, todas as posturas podem ser feitas. No entanto, quando há eczema disidrótico, deve-se ter muito cuidado durante a prática para que o suor da área afetada não entre em contato com outras partes da pele. Quando me perguntam se podem ou não fazer yoga nessa condição, eu digo que sim, definitivamente; já lidei com ambos os tipos de eczemas.

Não sei se ainda tenho a marca, mas, já faz certo tempo, eu estava trabalhando com um paciente de eczema e a infecção passou também para o meu corpo. A irritação durou anos. Também tenho muitas feridas decorrentes de unhadas, porque, quando ensino, os alunos agarram minha perna e outras partes do meu corpo, e suas unhas chegam a furar minha pele. Você sabe que o senhor Iyengar, às vezes, golpeia seus alunos para auxiliá-los em suas posturas, mas talvez não saiba o que me fazem os meus alunos! Também tenho marcas deixadas por eles em meu corpo. Tive coceiras por dois ou três anos. Nada era visível, mas a irritação estava lá, e eu costumava passar uma pomada de cânfora e *ghee* para aliviar a irritação. Pois bem, um dia, minha esposa deixou em determinado cômodo um balde cheio de água; o final da alça, onde ela se curva formando uma argola, tinha uma ponta afiada. Eu não sabia que o balde estava ali e, assim que abri a porta, tropecei nele. A parte pontuda acertou exatamente a área irritada, de onde brotou em abundância um sangue muito escuro; então, a irritação desapareceu. Depois do sangue negro, começou a sair sangue fresco. Contei à minha esposa que era algo que estava me irritando durante todos aqueles anos. Esses são os tipos de problemas que tenho ao ensinar, apesar de não falar normalmente das doenças que surgem em meu caminho.

Nos Estados Unidos, tratei de um aluno diagnosticado com HIV, e ele decidiu vir ao meu instituto em Puna para seguir praticando, uma vez que não sofria mais de exaustão. Ele disse, na época, que podia fazer todos os tipos de trabalhos manuais que, antes de praticar yoga, não conseguia fazer. Meus alunos americanos pensaram em abrir uma clínica para pacientes soropositivos e verificar o que o yoga poderia fazer por eles, mas eu os aconselhei a não ir rápido demais. Está claro, no entanto, que pessoas que sofrem de eczema, de psoríase e de doenças semelhantes podem praticar yoga sem medo nem risco de resultados negativos.

Enfim, gostaria de aconselhar prudência aos professores que querem aplicar por si mesmos práticas que possam ter visto ser utilizadas por outros em um contexto específico. Suponham que alguém chegue a uma aula em que eu esteja ensinando mulheres no sexto mês de gravidez e, ao ver o que estou fazendo, pense "Ah, isso é um bom yoga", e saia pensando que já sabe como trabalhar com gestantes. Essa pessoa não viu como eu trabalho do terceiro ao nono mês da gestação; não sabe que tenho uma maneira diferente de trabalhar em cada mês da gravidez; e já sai pensando que sabe lidar com a questão só porque me viu ensinando determinadas posturas a mulheres grávidas.

Usei esse exemplo das gestantes, mas poderia ter usado muitos outros. Certa vez, perguntaram-me se recomendo posturas invertidas para pessoas que sofrem de glaucoma. Eu realmente tenho alunos com glaucoma que fazem essas posturas, mas não significa que isso seja algo que eu recomende. Se utilizo essas posturas, é porque sei como fazer um aluno executá-las. Se uma pessoa que sofre de glaucoma faz uma postura invertida sobre a cabeça, a pressão aumenta. É preciso perceber como estão os globos oculares, as orelhas, a respiração. Se, assim como um médico, eu prescrevesse essas posturas para glaucoma, imediatamente alguém diria "Quero servir a humanidade, então, vou ensinar posturas invertidas para pessoas com glaucoma!". Um caso exatamente assim aconteceu alguns anos atrás.

Em Puna, ensino pessoas com glaucoma e até com deslocamento da retina. Ensinei várias pessoas que não tinham um grau severo de deslocamento da retina, então, não me afligi com isso. Se um paciente vier a saber que terá esse tipo de problema na retina, eu posso ajudá-lo a evitar que isso aconteça. Contudo, minha experiência me ensinou que tenho de ser muito cuidadoso. Alguns anos atrás, enquanto eu ensinava o equilíbrio sobre a cabeça para meia dúzia de alunos com glaucoma, determinado homem entrou em minha aula e me viu trabalhar. Ele não era um paciente de glaucoma, mas me viu ensinando e, algum tempo depois, enviou-me uma carta em que dizia: "Vendo você ensinar o equilíbrio sobre a cabeça para pessoas que sofrem de glaucoma, comecei a ensinar também, e eles estão tendo benefícios. Você poderia me dizer o que mais eu deveria ensinar?". Perdi a paciência. O que posso fazer quando coisas desse tipo acontecem? Sou muito cauteloso ao recomendar exercícios para condições físicas, porque muitas pessoas podem dizer "Eu também vou ensinar isso!". O importante é como se ensina. Se vocês não sabem como fazer, não façam. Isso se aplica não somente ao equilíbrio sobre a cabeça, mas a muitos outros *āsanas* que podem exercer pressão sobre os olhos. Não o façam se não souberem como fazer. É perigoso. Nesse caso, façam apenas posturas de extensão à frente. Podem ensiná-las sem causar danos; o glaucoma poderá permanecer o mesmo, mas certamente não aumentará; então, eu estarei seguro, vocês estarão seguros e aqueles que fizerem as posturas também estarão seguros.

27

A arte da cura

A concepção original do yoga é liberdade e bem-aventurança, e os subprodutos que se revelam ao longo do caminho, inclusive saúde física, são secundários para o praticante. Mesmo assim, podemos observar como esses subprodutos são gerados e como os efeitos de āsana *e* prāṇāyāma *penetram no corpo, rejuvenescendo as células e o sistema celular. Assim como podemos aprender, por meio da observação, como diferentes efeitos físicos e fisiológicos são desencadeados pelos diversos movimentos, também podemos perceber que são esses os caminhos que afetam as outras partes do corpo.*

Esses conhecimentos são tradicionais, mas perderam os vínculos com as tradições e precisam ser redesenhados pelos cientistas e praticantes. A causa da perda desses laços é histórica, e todos nós deveríamos conhecê-la. Houve um tempo em que o yoga era praticado por todos, e a Índia vivia em paz — não havia invasões. No entanto, nos últimos mil anos, a Índia tem sido vítima de invasões territoriais vindas do Norte, do Leste e do Oeste e, por fim, de suas fronteiras com o mar. Sua cultura, seus templos e os espaços de aprendizagem passaram por períodos de destruição e enfraquecimento sistemáticos. Assim, muitas de nossas antigas tradições foram perdidas, e os laços que nos uniam a elas foram cortados. Tradicionalmente, o conhecimento estava todo ali, mas foi perdido, e precisamos recuperá-lo. É por isso que devemos seguir nossa experiência e encontrar o que eu chamo de "o melhor movimento possível que seja eficaz".

Praticantes de yoga e pesquisadores encontraram muitas pistas que nos conectam ao conhecimento perdido. Depois de praticar *āsana* e *prāṇāyāma* durante anos e alcançar o melhor nível possível em nossa prática, trabalhando com resistência ou sem resistência, observando e experimentando com as próprias reações, é possível traçar os meridianos de nossos corpos e trabalhar neles por conta própria, sem depender da ajuda de outra pessoa para receber um tratamento. Yoga é um tratamento médico subjetivo que afeta vários centros vitais do corpo.

Esta é uma disciplina muito complexa. Vejamos, por exemplo, os conceitos de *īda*, *piṅgalā* e *suṣumṇā*, que são os principais canais de energia do nosso corpo. Eles podem ser relacionados aos conceitos chineses de *yin* e *yang*. *Īda* é *yin* (feminino) e *piṅgalā* é *yang* (masculino). Esses dois canais de energia encontram-se em determinados lugares; entrecruzam-se no organismo e, onde quer que se cruzem, existe um ponto meridiano. Quando praticamos *āsanas* e *prāṇāyāmas*, há um intercâmbio de energia entre ambos nos centros em que se encontram. Esses centros são armazéns de energia. Quando o melhor estado possível do nosso corpo permite que um fluxo de energia correto e ininterrupto flua pelos canais *īda* e *piṅgalā*, a energia escondida pode ser liberada desses centros para agir na cura de várias doenças que podem acometer o corpo.

Uma vez alcançada a máxima possibilidade de movimento correto e de ação perfeita em cada *āsana*, a consciência estará em todos os lugares de nossos corpos, estejamos cientes ou não. Ainda assim, somente quando a inteligência se impõe essa percepção consciente também é despertada. Deve-se saber que, quando existem doenças, a parte do corpo afetada perdeu sua sensibilidade. Há várias maneiras pelas quais pode-se rejuvenescer por meio da prática de yoga. Quando fazemos as posturas, levamos energia a essas áreas afetadas. Depois de entendermos isso por meio de nossa própria experiência em nossos corpos, ao corrigirmos as posturas de nossos alunos, nós os tocamos nesse ponto para que a energia possa fluir ininterruptamente em cada área e para que eles possam recuperar-se.

Meu conselho a todos é que não tentem ajudar naquilo que não sabem. É arriscado. Já repeti diversas vezes e devo avisar novamente: ensinem apenas aquilo que sabem. Não ensinem o que não sabem, usando as pessoas como cobaias para seus experimentos.

Sejam vocês mesmos suas próprias cobaias antes de experimentar com os outros. Digo isso porque um professor de yoga está em uma condição diferente da condição de um médico quando ajuda as pessoas. Um médico qualificado prescreve medicamentos, mas não entra em contato com o paciente no âmbito emocional. O médico conhece os sintomas, conhece as causas da doença e sabe que determinadas drogas funcionam para doenças específicas. Ele prescreve os medicamentos, e vocês vão à farmácia para comprá-los e os tomam de acordo com a receita. Se melhorarem, ótimo. Se não melhorarem, o médico poderá direcioná-los a um especialista. Ao curar por meio do yoga, o professor entra em contato com o aluno ou o paciente e, a cada momento, observa suas emoções e reações. No yoga, não há intermediários como a farmácia, onde se compram os remédios. Vocês devem ser muito cuidadosos porque estão lidando com outra vida. O médico trata com medicamentos, mais do que com a vida diretamente. Se o remédio não funciona, ele diz: "Está bem, vou trocar de medicamento!". No entanto, em yoga, não se pode trocar de medicamento; é preciso sempre voltar aos mesmos princípios. Logo, é necessário saber como aplicar esses princípios a cada caso específico.

Algumas pessoas dizem que eu sou um ginasta no yoga. É uma colocação infeliz: somente aqueles que não conhecem a real profundidade do yoga podem falar assim. Aprofundei-me em meu corpo; sou um praticante subjetivo. Não dependo de conhecimento adquirido. Tenho o conhecimento da experiência. Conheço a profundidade de cada *āsana*. Preciso conhecer a fundo as dualidades entre um músculo e outro. Suponham que eu tenha um antebraço mais longo e a parte superior do braço mais curta. Pode parecer completamente saudável, mas o braço é deformado. A articulação deveria estar exatamente no meio e não deveria haver variação entre a parte de cima e a de baixo. Chegar a esse ponto é conhecido como compreensão. Os *āsanas* ajudam-nos a remover essas dualidades ou disfunções do corpo, da mente e da alma.

Vejam o exemplo de alguém que sofre de zumbido no ouvido. É um problema prático do paciente que necessita de uma resposta prática. Pode ser que haja alguma obstrução no ouvido. Os ossos podem estar muito juntos uns aos outros ou pode haver pus na parte interna. A pessoa pode estar fisicamente debilitada ou pode haver desequilíbrio na quantidade de cera do ouvido. Deve-se examinar a construção do pescoço e da orelha. Não sou capaz de dizer sem ver a pessoa, mas em geral esses problemas podem ser amenizados com posturas invertidas como *sarvāṅgāsana*, *halāsana* e *setu-bandha-sarvāṅgāsana*. Essas posturas invertidas podem ajudar a pessoa, mas, se a postura não for executada corretamente, o zumbido não diminuirá, e também virá a dor. Então o professor deve estar atento e observar se o ouvido passa a doer quando a postura está sendo executada. *Ṣaṇmukhī-mudrā* também pode servir de ajuda, mas saber como introduzir os dedos nos ouvidos é uma arte. Deve ser experimentado, e, por meio de tentativas cuidadosas, pode-se aprender como ajustar os ouvidos internos no processo. Deve-se conter agilidade e sensibilidade imensas nos dedos para equilibrar a parte interna dos ouvidos.

Uma aluna em Puna tinha esse problema. Ela nunca atendia o telefone porque não ouvia. Um tempo atrás, seus pais me procuraram chorando e disseram: "Nossa filha, de vinte anos, está surda e não pode se casar. Por favor, faça algo para ajudá-la!". Eu perguntei: "O que posso fazer? A menina é surda. Mas vou tentar, e, se eu for bem-sucedido, façam com que ela se case logo.". Então, aceitei o caso e confiei na ajuda de Deus para o tratamento.

Antes disso, seus pais levaram-na a um especialista que disse: "Ela deve ser operada imediatamente porque já há uma obstrução de oitenta por cento. Se atrasarmos a cirurgia em cerca de um mês, a obstrução será completa, e então não haverá mais chance alguma depois.". Os pais da garota eram meus alunos, e eu perguntei por que não tinham me contado antes, no início do problema. Eles responderam que achavam que o yoga não seria capaz de ajudar, e por isso não me disseram nada. Eu disse: "*O.K.*, eu tenho outro aluno que é especialista em ouvido, nariz e garganta em Bombaim. Enviarei sua filha a ele para termos um panorama correto da situação.". O médico examinou-a e disse: "Não há dúvida de que uma cirurgia será necessária, mas, se o senhor Iyengar vai cuidar dela, posso esperar uns três meses. Se ele conseguir ajudá-la nesse período, poderemos suspender a cirurgia, mas, se nada puder ser feito, não prolonguem a espera, façam a cirurgia!".

Cuidei, então, do caso. Comecei a ensiná-la e, depois de três meses, o médico fez novos exames e houve uma melhora substancial.

Isso é algo em que a ciência médica não consegue acreditar. Até a minha filha Geeta ficou surpresa quando peguei esse caso e me perguntou: "O que você vai ensinar quando se tratar de algo que esteja tão profundamente dentro do ouvido?".

Eu já havia tratado fungos e coceiras no ouvido e os curei. Naturalmente, isso era um pouco mais difícil, mas eu aceitei o desafio e comecei a trabalhar com ela. Na maioria das pessoas, ao praticar a postura do equilíbrio sobre a cabeça ou outras posturas invertidas, o buraco do ouvido, que é normalmente circular, toma a forma de um ovo — uma forma oval. Se o buraco do ouvido se tornar oval, é sinal de que a postura invertida está errada. Por esse exemplo, vocês podem compreender quão sutis devem ser ao ensinar. Quando introduzo meu dedo no ouvido de uma pessoa enquanto ela está em pé, em *tāḍāsana*, observo quão profundo ele penetra. Depois, observo da mesma maneira na postura do equilíbrio sobre a cabeça, e o dedo deve ir mais fundo do que em *tāḍāsana*. Se for assim, a postura está correta, esse é o equilíbrio sobre a cabeça que faz com que a pessoa fique completamente serena e passiva, de forma que o bloqueio desapareça e a audição melhore. Trabalhei com essa aluna em outras posturas mais difíceis, levando em conta que ela era bem magra e alta; portanto, *halāsana* e *sarvāṅgāsana* não seriam de muita ajuda. Os ouvidos dela começaram a ser desbloqueados, e a garota me deu um sinal, contando que sentia que estavam se abrindo. Com base nesse sinal, aprendi muito sobre vários *āsanas*. Três meses depois, ela fez novos exames e testes, e o médico ficou surpreso ao descobrir que o ouvido esquerdo estava completamente desbloqueado e que o ouvido direito, dez por cento mais aberto que antes. Então, os pais disseram: "Agora, ela está melhor. É necessário continuar?". Respondi: "Por que não tentar mais dez por cento? Minha responsabilidade é ajudá-la a ouvir até que se case e, quando estiver casada, espero que consiga ouvir a voz do marido. Depois disso, já não me responsabilizarei!".

Então, um dia, enquanto eu estava ensinando, o especialista de Bombaim veio à minha aula. Durante a prática, inseri meu dedo em seu ouvido e disse: "Seu ouvido direito não ouve bem!". Ele me perguntou: "Como você sabe?". É isso o que eu chamo de arte. É preciso aprender como introduzir o dedo. O ouvido é muito

Lembrem-se de que a experiência e o conhecimento nascido da experiência são um milhão de vezes superiores ao conhecimento adquirido e acumulado. O conhecimento experimentado é subjetivo e concreto; no entanto, o conhecimento adquirido, sendo objetivo, pode deixar uma sombra de dúvida. Então, aprendam, reaprendam, experimentem e, assim, serão capazes de ensinar com confiança, coragem e clareza.

PARTE QUATRO

O si-mesmo e sua jornada

28

Retorno à semente

Descrevemos os oito membros do yoga como as partes de uma árvore, das raízes à flor e ao fruto. O desenvolvimento espiritual do ser humano pode também ser comparado ao crescimento de uma árvore desde a semente até a maturidade completa. A qualidade do crescimento de uma árvore não pode ser detectada na semente, embora esteja escondida dentro dela. A semente do ser humano é a alma, na qual a essência do nosso ser está escondida. A alma em cada indivíduo é a origem de seu crescimento, assim como a semente é a origem do crescimento da árvore.

Ao ser plantada, a semente germina após um ou dois dias em uma muda. Essa pequena planta é conhecida como *dharmendriya*. *Indriya* é um órgão, e *dharma* é virtude ou natureza essencial. *Dharmendriya*, o órgão da virtude, é a consciência. Esse germe ou broto da alma produz a primeira percepção, uma percepção da virtude, uma abertura do portão.

Assim, quando a semente se abre, uma haste cresce a partir dela, que é *citta*, ou consciência. Depois, essa única haste que sai da semente divide-se em vários ramos — um ramo é o si-mesmo menor, conhecido como *asmitā*; outro é o ego, ou *ahaṁkāra*. *Asmitā* é a percepção consciente da existência individual. Ainda não é o ego. É a percepção do si-mesmo, do "eu sou". *Ahaṁkāra* é o ego — é o germe de *asmitā*, o si-mesmo em ação. Enquanto o si-mesmo não está atuando é *asmitā*, mas, no momento em que ele se expressa em ação, transforma-se em *ahaṁk*āra.

À medida que a consciência se desenvolve, quebra-se em vários ramos. Um ramo é *ahaṁkāra*, ou ego; outro é *buddhi*, ou inteligência; outro é *manas*, ou mente. Conforme a árvore continua a crescer, novos ramos emergem, que são os *karmendriyas* e *jñānendriyas*, os órgãos de ação e os sentidos da percepção que entram em contato com o mundo exterior e criam ondas de pensamentos, flutuações, deliberações, modulações, modificações. Como as folhas de uma árvore encontrando-se com a atmosfera, o si-mesmo individual, a inteligência individual e a mente entram em contato com o mundo exterior e coletam informações que retroalimentam os ramos, a haste principal ou o tronco da consciência e a semente da alma. Agem assim como uma ponte para colocar o corpo interior e o corpo exterior em contato entre si.

Esse desenvolvimento, desde a semente até os ramos e as folhas, passando pelo tronco, é um processo natural em cada indivíduo. O fato de as folhas não se moverem minimamente significa que não há trocas com o ar, de maneira que as folhas murcham e a árvore seca. As folhas existem para nutrir toda a árvore. Da mesma maneira, nossos órgãos de percepção e de ação existem para cultivar o corpo interior. Infelizmente, muitas vezes, nós nos esquecemos do corpo interior e nos preocupamos apenas com o corpo exterior, porque vemos somente o mundo exterior, e não o que acontece dentro da árvore. Não vemos de que maneira o nutriente é extraído da atmosfera externa pelas folhas e flui na seiva, protegido pela casca, para alimentar a raiz e toda a árvore.

Nossos órgãos de ação e de percepção têm a função de adquirir conhecimento e compreensão, bem como cultivar a inteligência e o ego, alimentando, assim, o si-mesmo e a semente original, a alma — que é a causa que contém a essência do todo. Na medida em que a árvore se desenvolve em uma jornada exterior da semente aos galhos e às folhas, passando pelo tronco, a jornada de retorno deve também percorrer desde as folhas até a semente. Ao praticar *āsanas*, sente-se a energia fluir pelo organismo. Sente-se como ela está atuando, como está fluindo. Na árvore, a energia flui desde a semente até as folhas, e, quando as folhas entram em contato com o ar, devolvem energia, em uma jornada reversa, pelos galhos e pelo tronco até a raiz, que, por sua vez, faz com que a árvore se desenvolva mais e floresça e dê frutos.

O cérebro está no topo do corpo humano, assim como o fruto está no alto da árvore. No yoga, temos de fazer com que o cérebro, a mente e a consciência se tornem objetos; não para negá-los, mas para cultivá-los. A filosofia europeia começa com o cérebro, o assento do pensamento. O yoga começa com a semente. O cérebro, segundo o yoga, é a periferia da consciência. A partir dele, devemos nos mover para dentro, em direção à raiz. Perdemos o contato com o restante do corpo porque estamos centralizados na cabeça.

A consciência está sempre presente em nossos dedos, mas, na maior parte do tempo, não estamos cientes disso; portanto, a consciência dos dedos encontra-se dormente. É preciso saber a diferença entre consciência e percepção consciente. A consciência existe em todo o corpo. Ao caminharmos, se um espinho nos toca o pé, o que acontece? Espeta, e imediatamente sentimos a dor; por isso, não podemos dizer que a consciência não estava ali. No entanto, antes de sentirmos o espinho, não estávamos conscientes de nosso pé. A consciência de nosso pé estava dormente, mas emergiu no momento em que o pé foi espetado. Despertar a consciência adormecida é percepção consciente. Nossa consciência mede um metro e sessenta, um metro e noventa — é tão longa quanto a altura de nosso corpo. Porém a percepção consciente é pequena. Pode estender-se por sessenta, trinta, três ou até um centímetro. Os *yogīs* dizem que, ao praticar os *āsanas*, podemos fazer com que a percepção consciente fique com a extensão da consciência. Isso é percepção consciente total. Isso é meditação.

Quando a percepção consciente desvanece, a concentração e a inteligência também desvanecem e, com elas, a consciência. Contudo, no momento em que estamos atentos, a inteligência está concentrada. Essa concentração é *dhāraṇā*, e quando essa inteligência e a percepção consciente não oscilam, mas permanecem constantes, isso é meditação. Por não haver interrupção na observação, não há interrupção no fluxo da inteligência, e a percepção consciente não desvanece; assim, o sujeito e o objeto tornam-se um só. Em *dhāraṇā*, o sujeito e o objeto ainda estão separados — e é essa a razão pela qual devemos nos concentrar em fazer com que o sujeito volte a olhar para o objeto ou atrair o objeto em direção ao sujeito. Entretanto, no momento em que o objeto se dissolve no sujeito e o sujeito se esquece de si mesmo, isso é *samādhi*. Então, não há diferença entre mim e o objeto de minha contemplação. No momento em que o objeto e o sujeito se unem, não há objeto e não há sujeito; há alma — aí está a semente.

delicado. Ajustei seu ouvido, e então ele disse que estava ouvindo melhor. Depois da aula, ele me falou: "Senhor Iyengar, não é o yoga que está curando a garota! É você!". Agora, o ouvido está quarenta por cento desobstruído. Ela já consegue ouvir o telefone e conversar com qualquer pessoa. Eu disse aos pais: "Casem-na logo!".

Como se desbloqueia um ouvido? Não sei explicar. Não é tão simples. Deve-se saber como alocar o nervo vago fazendo o equilíbrio sobre os ombros, e, depois de manipular o nervo vago, é preciso manipular os nervos do ouvido. Só assim é possível observar uma mudança. No entanto, no caso de alguém obeso com orelhas pequenas, por exemplo, há uma propensão a zumbidos no ouvido por causa da estrutura anatômica. Muitas coisas estão envolvidas. Uma pessoa nessa situação teria de vir a Puna para que eu visse o que poderia ser feito por ela. Também estou sujeito a falhar, mas não me importo em tentar, pelo simples motivo de que, se vier uma segunda pessoa, começarei do ponto em que parei com a primeira. Mesmo que não haja melhora para a primeira pessoa, depois já saberei como trabalhar com os demais. Não conseguirei garantir sucesso no primeiro caso, mas posso garantir melhorias nos próximos.

Quando comecei a ensinar yoga, eu era um professor inútil. As circunstâncias ou os alunos me demandaram que eu ensinasse yoga, então, comecei a ensinar aos dezesseis anos. Quando as pessoas começaram a chegar e a pedir que eu as ensinasse, eu costumava ter muitas dores de cabeça e enfermidades no corpo. Eu tomava suas dores e seus sofrimentos em meu próprio corpo. E, então, eu costumava fazer yoga com aquelas dores em meu corpo. Aprendi de modo subjetivo o que eram aquelas dores. Aprendi de modo subjetivo as dores dos outros. E, de modo subjetivo, experimentei em meu corpo os efeitos dos *āsanas* e dos movimentos certos e errados antes de ensinar aos alunos esses movimentos. Foi assim que me tornei um bom professor.

Pode-se dar somente aquilo que se experimentou. Se vocês desejam ajudar os outros por meio do poder curativo do yoga, devem colocar-se a serviço da arte e, assim, por meio da experiência, adquirir compreensão. Não pensem que vocês já entenderam e não imponham sua compreensão imperfeita àqueles que lhes procuram pedindo ajuda.

29

Os *Yoga Sūtras* de Patañjali

É muito difícil para os praticantes de yoga conhecer a profundidade de seu significado. Nós sabemos que o yoga requer aquietar a mente. Outrora, quando os grandes sábios e yogīs escreveram seus livros, apresentaram o objetivo no início de seus ensinamentos e depois definiram os métodos para acalmar a mente, atingindo, assim, essa quietude. Há cerca de 2.500 anos, Patañjali escreveu os Yoga Sūtras, *que contêm quatro capítulos que consistem em 196* sūtras *ou aforismos, nos quais se apresenta um método completo para que cada indivíduo possa se desenvolver e encontrar a unidade dentro de si.*

Nos dois primeiros *sūtras*, Patañjali afirma que, quando a mente se acalma, o si-mesmo descansa em sua morada. Se fosse assim tão simples, ele poderia ter parado nesse ponto. Mas ele prossegue e amplifica esses dois *sūtras* com outros 194, nos quais define as técnicas para se alcançar esse estado. Ele começa dizendo que, quando a mente está quieta, o si-mesmo descansa em sua morada. Porém, quando a mente não está quieta, quando a mente está vagando, quando a mente é atraída por objetos exteriores, o si-mesmo segue a mente e, ao segui-la, não pode descansar em sua morada.

No primeiro capítulo, Patañjali descreve como a matéria mental é atraída por coisas vistas ou ouvidas, o que cria flutuações ou ondas de pensamento na mente. Ele apresenta vários métodos para o cessamento dessas flutuações, adaptados a diferentes capacidades individuais e diferentes níveis de desenvolvimento, para que todos os praticantes possam alcançar a unidade entre mente, corpo e alma.

A mente não cultivada flutua em virtude dos hábitos de comportamento. Por isso, Patañjali apresenta métodos de concentração no espírito universal de Deus, ou na respiração, ou naqueles que alcançaram a liberação por meio da prática do yoga ou em qualquer coisa com a qual simpatizamos. Ao seguir esses métodos do yoga, o praticante desenvolve uma mente cultivada e, nessa mente cultivada, analisa corretamente, raciocina com precisão ou, sem interferir com os objetos do mundo exterior, não analisa nem raciocina, simplesmente permanece em silêncio. Quando o cérebro cultivado se aquieta, há um estado de bem-aventurança e, nessa bem-aventurança, o praticante experimenta o âmago do ser.

Há mais de dois milênios, Patañjali compreendeu a importância do cérebro e descreveu a parte frontal como o cérebro analítico, a parte posterior como o cérebro da razão, a parte inferior como o assento da bem-aventurança (que, coincidentemente, corresponde às descobertas da ciência moderna — o hipotálamo, situado na base do cérebro, é o centro de prazer e dor), e a parte superior como o cérebro criativo ou o assento da consciência criativa, a fonte do ser, do ego ou do orgulho, o assento da individualidade.

Patañjali ensina formas de cultivar o cérebro por meio das quais suas quatro partes se tornam passivas; essas devem permanecer como objetos, como nossas mãos e pernas, a fim de que se tornem silenciosas. Quando silenciadas, não há absolutamente movimento algum do cérebro. Em vez de ser extrovertido, o cérebro torna-se introvertido e passa a dirigir-se à sua fonte. Essa passividade já foi experimentada por todos nós durante o sono, momento no qual o cérebro não funciona em absoluto, mas permanece como uma coisa. Nesses momentos, perde-se a percepção consciente de si mesmo. A filosofia do yoga descreve esse estado como um platô espiritual ou um deserto espiritual, como quando as pessoas vão e vêm por meio de encruzilhadas, mas não sabem em que direção seguir, pois não há placas. É também um estado de equilíbrio e paz.

Patañjali nos orienta para que não sejamos capturados por essa quietude. Há algo além disso, conhecido como o assento da própria consciência. Se alcançamos a tranquilidade da consciência e somos apanhados por ela, lembrem-se de que existe uma derrocada conhecida como *yoga-bhraṣṭa*, que significa "decair das graças do yoga". Isso ocorre quando, apanhados por esse estado, imaginamos ser esse o fim do yoga. A prática do yoga deve continuar, e ela culmina, segundo Patañjali, na visão da alma. Então, da flutuação à calma, da calma ao silêncio e do silêncio à visão da alma, essa é a jornada do yoga. Com esforço intenso e fé, devemos recarregar as baterias de nossa inteligência para atravessarmos a vibração da consciência e descobrirmos onde ela termina. Tendo alcançado esse estado, desenvolvemos uma consciência madura conhecida como inteligência experiente ou madura, que não oscila. Assim, nós e o âmago de nosso ser nos tornamos unos. Isso é conhecido como *nirbīja-samādhi* ou *samādhi* sem sementes.

Essa é a conclusão do primeiro capítulo de Patañjali, chamado *Samādhi Pāda*, que foi destinado a pessoas que atingiram certo nível de desenvolvimento espiritual. É claramente explicado que esse capítulo não é para todos, mas para aqueles que alcançaram um estágio de desenvolvimento em que mantêm uma atitude equânime em todas as circunstâncias. Mostra como essas almas cultivadas podem manter a maturidade em seu ser sem interrupção.

O segundo capítulo é direcionado às pessoas que não começaram seu desenvolvimento espiritual ou que estão apenas começando. Aborda as aflições do corpo que causam flutuações na mente. As dores do corpo criam flutuações na mente, então, ao conter as aflições do corpo, são contidas as flutuações da mente.

Então, como eu já disse, yoga é integração. O segundo capítulo nos contextualiza para compreendermos o que é integração. Somos constituídos de três camadas: *kāraṇa-śarīra* ou corpo causal, que compreende o invólucro espiritual; *sūkṣma-śarīra* ou corpo sutil, que compreende os invólucros fisiológico, psicológico e intelectual; e *sthūla-śarīra* ou corpo denso, que compreende o invólucro anatômico. O corpo sutil ou *sūkṣma-śarīra* está situado entre os outros dois — é a ponte que conecta o corpo à alma. Segundo Patañjali, quando esses dois elementos estão conectados, as dualidades entre corpo, mente e alma desaparecem.

No começo do segundo capítulo, lemos: "*Tapaḥ svādhyāya Īśvarapraṇidhānani kriyāyogaḥ*": autodisciplina, autoestudo e entrega a Deus constituem, em conjunto, o yoga da ação (*Yoga Sūtras*, II, 1). Somente quando o corpo, a mente e os sentidos são depurados por *tapas* (ardor e autodisciplina baseados em desejo ardente) e quando o entendimento do si-mesmo foi atingido por meio de *svādhyāya* (autoestudo), o indivíduo está apto para a *Īśvara-praṇidhānana* (entrega a Deus). O praticante abateu seu orgulho e desenvolveu humildade, e apenas essa alma humilde estará adequada para *bhakti-mārga*, o caminho da devoção.

Dessa forma, Patañjali não negligenciou nem *karma-mārga*, o caminho da ação, nem *jñāna-mārga*, o caminho do conhecimento, nem *bhakti-mārga*, o caminho da devoção. Ele enfatizou a importância dos três pela simples razão de que cada ser humano é composto de três partes: braços e pernas para ação, cabeça para pensamento e coração para devoção e entrega. Cada indivíduo deve seguir esses três caminhos. Nenhum é mais ou menos elevado do que o outro, e cada um deles requer seu próprio tipo de ação particular.

Esse segundo capítulo dos *Yoga Sūtras* é chamado *Sādhana Pāda*, o capítulo sobre a prática, e Patañjali segue descrevendo os vários métodos que podem ser usados de acordo com o nível de desenvolvimento do praticante. Esses são os oito membros do yoga, conhecidos como *yama, niyama, āsana, prāṇāyāma, pratyāhāra, dhāraṇā, dhyāna* e *samādhi*, cada um deles já estudados na Parte Dois deste livro.

O terceiro capítulo é chamado de *Vibhūti Pāda*, o capítulo sobre as realizações. Aborda a riqueza dos efeitos da prática de yoga que poderiam perturbar a harmonia das almas evoluídas por causa das tentações dos poderes do yoga. Patañjali descreve os poderes que podem ser adquiridos com a prática do yoga. Apresenta cerca de trinta e cinco efeitos que podem ser experimentados, e cada um deles é uma indicação de uma prática sólida. Ele afirma que, se a sua prática for sólida, esses são os efeitos que experimentará. Se não experimentar nenhum desses efeitos, é sinal de que sua prática é imperfeita. No entanto essas riquezas, essas dádivas que vêm por meio do yoga, são também uma armadilha. Então, ele também ensina o desapego.

Infelizmente, esses resultados são, às vezes, descritos como poderes sobrenaturais, mas, na realidade, não o são de forma alguma. São ganhos sensitivos que vêm automaticamente por meio da prática do yoga. Porém o praticante pode se deixar levar por esses sucessos, como alguém que corre do vento, mas é pego por um redemoinho. Para não ser pego pelo redemoinho do que parecem ser os poderes sobrenaturais, Patañjali nos aconselha a simplesmente observar se temos ou não alguma dessas qualidades e então seguir adiante com a prática do yoga.

Esses poderes e dons são armadilhas para o praticante, assim como os prazeres e confortos do mundo material são armadilhas para uma pessoa comum. Patañjali explica que, assim como uma pessoa comum luta para se livrar das aflições, o *yogī* tem de lutar quando conquista esses poderes, porque eles podem se tornar aflições psicológicas. Embora pareçam ser poderes extraordinários, não são sobrenaturais, e sim os mais refinados poderes da natureza, simplesmente. À medida que o praticante desenvolve sensibilidade e inteligência, experimenta os efeitos dessa sensibilidade. Esses poderes são normais, apesar de parecerem extraordinários para pessoas que não desenvolveram esse grau de sensibilidade. Contudo, uma vez alcançada essa sensibilidade e tendo tais poderes se tornado normais, devemos ser cuidadosos, porque tudo aquilo que ainda não havia sido experimentado se tornará uma tentação. É como um celibatário que é tentado por uma pessoa atraente. Os poderes recém-experimentados são uma armadilha e nos desviam do verdadeiro objetivo do yoga. Esta é a razão pela qual devemos desenvolver o desapego.

Se a dor e as flutuações da mente forem vencidas, o praticante poderá adquirir poderes espirituais e dons que, por sua vez, deverão ser conquistados. Apenas quando esses poderes e dons forem conquistados, o espírito estará só. Quando a alma se libertar da servidão do corpo, da mente, do poder e do orgulho do sucesso, alcançará o estado conhecido como *kaivalya* ou solitude, onde corpo e mente encontram-se como em quarentena e onde a alma está liberta. Esse é o tema do quarto capítulo de Patañjali, chamado *Kaivalya Pāda*, o capítulo sobre a libertação absoluta.

30

Prāṇāyāma

Prāṇa *significa energia. Energia cósmica, energia individual, energia sexual, energia intelectual, todas elas são* prāṇa. *Dizem até que* prāṇa *é a causa pela qual nasce o Sol ou cai a chuva.* Prāṇa *é universal. Permeia cada indivíduo, assim como o universo em todos os níveis. Tudo o que vibra é* prāṇa *— calor, luz, gravidade, magnetismo, vigor, potência, vitalidade, eletricidade, vida, respiração, espírito, todos são formas de* prāṇa. Prāṇa *é o ponto central da roda da vida. Todos os seres nascem por meio dele e vivem graças a ele, e quando morrem, sua respiração individual se dissolve na respiração cósmica. É potente em todos os seres e motor primário de toda atividade.*

Prāṇa e consciência estão em constante contato entre si. São como irmãos gêmeos. Os textos de yoga dizem que, contanto que a respiração esteja calma, *prāṇa* está calmo e, consequentemente, a mente está calma. Todos os tipos de vibrações e flutuações são paralisados quando o *prāṇa* e a consciência estão quietos, estáveis e silenciosos.

Conhecendo essa conexão entre respiração e consciência, os sábios *yogīs* da Índia defendiam a prática de *prāṇāyāma*, que é o verdadeiro coração do yoga. Os textos não explicam como o *prāṇa* é liberado em nosso organismo, mas os *Purāṇas* contêm uma história maravilhosa, que considero uma imagem desse processo. Já mencionei essa história na Parte Dois. Agora, gostaria de analisá-la mais detalhadamente.

Há milhares de anos, houve uma guerra entre anjos e demônios. Os demônios eram muito fortes e estavam destruindo o universo com sua força muscular. Os anjos ficaram irritados dizendo que a irreligião se espalharia por toda parte. Em busca de ajuda, apresentaram-se ao Criador, Brahmā, mas este lhes disse que nada poderia fazer por eles, já que havia sido ele próprio quem dera aos demônios sua força. E aconselhou-os a procurar o Senhor Śiva, que respondeu: "Não posso fazer nada, tampouco. Eu abençoei os demônios e lhes dei longa vida.". Então, Brahmā e Śiva, por sua vez, recorreram ao Senhor Viṣṇu em busca de conselho.

O Senhor Viṣṇu os ouviu e considerou a questão. Então, ele disse aos anjos: "Procurem os demônios e digam a eles: 'Deixem-nos agitar o oceano para extrair dali o elixir da vida, e o compartilhemos para nos tornarmos imortais.'. Depois, quando o néctar da vida emergir do oceano, deixem a distribuição comigo.". Então, houve uma discussão entre os anjos e os demônios e eles concordaram em agitar o oceano.

Para que agitassem o oceano, era necessário ter um instrumento para revolvê-lo; então, trouxeram o Monte Meru para que lhes servisse de bastão. Necessitavam também de uma corda para mover a montanha. O Senhor Viṣṇu disse: "Usem meu servo Ādiśeṣa, o senhor cobra.". Ādiśeṣa concordou com as palavras de seu mestre e disse: "Vocês podem me usar como corda para mover a montanha.".

Eles lançaram ao oceano árvores, trepadeiras, grama e matérias-primas da terra para serem revolvidas, de modo que, ao serem misturadas, produzissem um novo composto — o elixir da vida. Essas matérias-primas representam os cinco elementos do corpo: terra, água, fogo, ar e éter. Os demônios, mais fortes, seguraram a cabeça de Ādiśeṣa, enquanto os anjos seguraram sua cauda, e começaram a agitá-la. A agitação representa a inspiração e a expiração no ser humano. Durante a agitação, a montanha que estavam usando como bastão afundou no oceano por causa de seu grande peso, por isso não puderam prosseguir revolvendo as águas. Enquanto o bastão estava afundando, os anjos rezaram ao Senhor Viṣṇu, que apareceu em sua encarnação de tartaruga (Kūrma), deslizou para baixo da montanha e elevou-a para que pudessem agitar um pouco mais. Viṣṇu encarnado em Kūrma nessa história representa aquele que vê ou a alma em cada um de nós, que é uma partícula do Espírito Universal. A alma — ou "aquele que vê" — é denominada *puruṣa* em sânscrito; "*pura*" significa fortaleza, castelo, uma cidade, uma casa, uma morada ou um corpo; "*īśa*" significa mestre ou proprietário. *Puruṣa*, a alma, é o senhor do corpo, que é sua morada. O diafragma, que está acima do assento da alma, é representado nessa história pela base da montanha. A montanha em si representa o peito, e a agitação representa a inspiração e a expiração. O senhor Ādiśeṣa é uma representação de *suṣumṇā*, o principal canal de energia no corpo, e sua cabeça e sua cauda representam *īda* e *piṅgalā*, sobre as quais falaremos mais no próximo capítulo.

Durante a agitação, a primeira coisa a surgir foi um veneno mortal, *halāhala*. O Senhor Śiva, repleto de compaixão pela humanidade, bebeu-o para salvar a raça humana da total destruição, e seu pescoço ficou completamente azul. Posteriormente, várias joias emergiram do oceano e, enfim, *jīvāmṛta*, o néctar, o elixir da vida.

Ao surgir o néctar, o Senhor Viṣṇu tomou a forma de Mohinī, uma mulher linda e atraente, que dançou e o distribuiu somente aos anjos. Assim, o bem foi estabelecido novamente no universo. De maneira semelhante, quando respiramos, primeiro nos livramos das toxinas do corpo na expiração e, depois, inspiramos para absorver o néctar no ar atmosférico.

Em nosso corpo, temos cinco elementos. O elemento responsável pela produção do elixir da vida (*prāṇa*) é a terra. O elemento ar é utilizado como um bastão de agitação, por meio da inspiração e da expiração, e a distribuição se faz por meio do elemento éter. Éter é espaço, e sua qualidade é o poder de contrair-se ou expandir-se. Quando inspiramos, o elemento éter se expande para receber a inspiração. Na expiração, o éter é contraído para expulsar as toxinas.

Restam dois elementos: água e fogo. Se há fogo, a água é utilizada para apagá-lo. Isso nos dá a ideia de que água e fogo são elementos opostos. Com a ajuda dos elementos terra, ar e éter, cria-se uma fricção entre água e fogo, o que não apenas gera energia, mas também a libera, exatamente como a água que move turbinas em uma usina hidrelétrica produz eletricidade. Para gerar eletricidade, a água há de fluir em uma determinada velocidade. Um fluxo inadequado não produzirá eletricidade. De maneira semelhante, em nosso organismo, a respiração normal não produz essa energia intensa. É por essa razão que estamos todos sofrendo de estresse e exaustão, que empobrecem nossa circulação e afetam nossa saúde e felicidade. A corrente não é suficiente, então, estamos meramente existindo, não vivendo.

Na prática de *prāṇāyāma*, alongamos muito a respiração. Dessa maneira, os elementos fogo e água são reunidos, e esse contato entre ambos no corpo, com a ajuda do elemento ar, libera uma nova energia, chamada pelos *yogīs* de energia divina, ou *kuṇḍalinī śakti*, e isso é a energia do *prāṇa*.

Prāṇa é energia; *āyāma* é o armazenamento e a distribuição dessa energia. *Āyāma* tem três aspectos: extensão vertical, extensão horizontal e extensão circunferencial. Por meio do *prāṇāyāma*, aprendemos a fazer com que a energia se mova no sentido horizontal, vertical e circunferencial para as fronteiras do corpo. *Prāṇāyāma* é a ligação entre o organismo fisiológico e espiritual do ser humano. Assim como o calor físico é o ponto central da vida, *prāṇāyāma* é o ponto central do yoga. O *Praśna Upaniṣad* diz que consciência e *prāṇa* são irmãos gêmeos. De maneira similar, o *Haṭha Yoga Pradīpikā* diz que onde há mente há respiração e que onde há respiração há mente. Se podemos controlar a respiração, podemos controlar a mente, e vice-versa, por isso devemos aprender a tornar rítmica a respiração por meio do *prāṇāyāma*. Mas não se deve praticá-lo sem o devido cuidado, pois pode tanto ajudar quanto prejudicar. Se as batidas do coração forem irregulares, o medo se estabelece e a morte pode se aproximar. De modo semelhante, se o *prāṇāyāma* não seguir um ritmo, a energia se esgotará, em vez de ser potencializada.

Infelizmente, o *prāṇāyāma* às vezes é ensinado sem a base adequada. O *Haṭha Yoga Pradīpikā* diz: "Quando o *yogī* aperfeiçoou o *āsana*, quando o seu corpo está sob controle, então, com a ajuda de seu guru, ele pode aprender a fazer *prāṇāyāma.*". Ao explicar a prática do yoga, Patañjali aborda os oito estágios do yoga em termos gerais, começando por *yama* e terminando em *samādhi*. Apesar disso, porém, ele não diz, por exemplo, que *yama* deve ser praticado antes de *pratyāhāra*, ou que *niyama* deve vir antes de *āsana*. No entanto, quando começa a falar das técnicas de *prāṇāyāma*, diz especificamente "*Tasmin sati śvāsa praśvāsayoḥ gativichchhedaḥ prāṇāyāmaḥ*" — somente após alcançar o domínio dos *āsanas* deve-se tentar o *prāṇāyāma*, que é a arte de regular inspiração, expiração e retenção (*Yoga Sūtras*, II, 49).

O *sūtra* seguinte explica que inspiração, expiração e retenção devem ser feitas de maneira precisa. Patañjali diz "*Bāhya ābhyantara stambha vṛttih deśa kāla saṁkhyābhiḥ paridṛṣṭaḥ dīṛgha sūkṣmaḥ*" (*Yoga Sūtras*, II, 50). Este é um *sūtra* muito importante e merece ser analisado detalhadamente. "*Bāhya*" significa externo ou expiração. "*Ābhyantara*" significa interno ou inspiração. "*Stambha*" significa controle, e "*vṛtti*" significa movimento. Então, o *sūtra* começa com controle sobre o movimento de expiração e inspiração. Assim, temos "*kāla*", que significa tempo, "*deśa*", que significa lugar, "*sāṁkhya*", que significa número, e "*paridṛṣṭaḥ*", que significa regulado. A respiração tem de ser regulada ou realizada com precisão, em tempo, espaço e número. Infelizmente, quando nos é ensinado a respirar contando oito ou dezesseis tempos, podemos facilmente nos esquecer das últimas palavras do *sutra*, que são "*dīṛgha*", duração, e "*sūkṣma*", sutil. Tendemos a nos concentrar na duração, mas nos esquecemos da sutileza. O fluxo da respiração não deve variar em absolutamente nada quando o contamos. Inspiração e expiração devem ser longas, suaves, regulares e ininterruptas.

"*Stambha vṛtti*" é o controle do movimento. Quando não há movimento nas células, na mente ou em qualquer um dos receptáculos da alma, isso é conhecido como *kumbhaka*. O *Haṭha Yoga Pradīpikā* aborda *antara-kumbhaka* e *bāhya-kumbhaka*, retenção da respiração com pulmões cheios e retenção da respiração com pulmões vazios, assim como *pūraka*, inspiração, e *rechaka*, expiração. O ensinamento mostra que devemos aprender a canalizar a entrada e a saída de ar sem perturbarmos o corpo.

Patañjali também fala sobre um quarto método em *prāṇāyāma*. O primeiro é inspiração; o segundo, expiração; o terceiro é inspiração-retenção e expiração-retenção; o quarto método se dá quando a ação com esforço passa a ser executada sem esforço por meio da conquista do *āsana*. No início, *prāṇāyāma* é deliberado e com esforço, mas somente quando se torna sem esforço é que alcançamos o domínio da prática. Isso é *kevala--kumbhaka*, que significa *kumbhaka* puro ou simples — *kumbhaka* que acontece por si só e se fez natural e sem esforço. Em *kevala-kumbhaka* não existe pensar. Não há pensamentos internos ou externos. No *prāṇāyāma* espiritual, não se pensa em nada além da solidão.

O *prāṇāyāma* está na fronteira entre os mundos material e espiritual, e o diafragma é o ponto de encontro do corpo fisiológico com o espiritual. Se, ao reter a respiração, a mente se submerge após algum tempo, isso não é *kumbhaka*. Até mesmo ao contar "um, dois, três, quatro" perde-se a divindade — perde-se a paz. Lembrem-se de que *kumbhaka* não é reter a respiração, mas sim reter a energia. *Kumbhaka* é perceber o verdadeiro âmago do ser que é atraído em direção ao corpo. Não se pensa externa ou internamente. Se controlamos os movimentos que acontecem dentro e fora, o objetivo é que nenhum pensamento sobrevenha nesse silêncio. Quando não pensamos em absoluto, onde está a mente? Ela se dissolve no si-mesmo.

O *Haṭha Yoga Pradīpikā* afirma que se consegue conscientemente experimentar o estado de unidade com o si-mesmo por meio do *prāṇāyāma*. Quando alguém passa a ser uno consigo mesmo, torna-se um rei entre os homens. É um estado de existência indivisível e absoluta.

Ser honrado não exige inteligência extraordinária, mas de que modo inteligente devemos usar o cérebro para sermos desonestos! A vida foi se fazendo complexa por causa de nossos comportamentos. A verdade, no entanto, é simples, e consequentemente a vida pode ser simples. Fazer com que a complexidade da mente retorne à simplicidade é o objetivo do yoga, e essa simplicidade vem com a prática de *prāṇāyāma*.

No cérebro, há um cabo de guerra entre a consciência pura e a impura. É como a agitação do oceano. A mesma agitação segue entre a inteligência da cabeça, ou do cérebro, e a inteligência da mente interna, ou do subconsciente, do coração. Um véu de escuridão cobre a consciência da cabeça. Se o cérebro fica nublado, não podemos enxergar com clareza. A prática do *prāṇāyāma* remove as nuvens no cérebro para nos iluminar e trazer clareza e frescor, a fim de que possamos ver a coisa certa na hora certa. Em geral, vemos a coisa certa na hora errada ou a coisa errada na hora certa. Porém, se a mente divagar, tornem a expiração suave e lenta e permaneçam desse modo por um tempo. Deixem que a consciência flua com a respiração. Assim, as flutuações cessam. A mente se torna una, e a dualidade desaparece. A mente está, então, pronta para a meditação.

Ao inspirar, o si-mesmo entra em contato com o corpo. Consequentemente, a inspiração é a evolução da alma em direção ao corpo, é a respiração cósmica espiritual entrando em contato com a respiração individual.

A expiração, do ponto de vista da saúde física, é a remoção das toxinas do organismo. Do ponto de vista psicológico, aquieta a mente. Do ponto de vista espiritual, é a respiração individual entrando em contato com a respiração cósmica externa para que ambas se tornem uma só.

A expiração é a entrega de nosso ego. Não é a expulsão do ar, mas a expulsão do ego em forma de ar. Na expiração, tornamo-nos humildes, ao passo que, na inspiração, o orgulho retorna. *Prāṇāyāma* também pode ser espiritualmente perigoso se não soubermos como praticá-lo. Dizer "Eu posso prender a respiração por um minuto!" é orgulho. Aprender *prāṇāyāma* é absorver e compreender o movimento do apego ao desapego e do desapego ao apego.

31

Energia e graça divina

Já conversamos sobre prāṇa. *Vamos agora tratar de* īda, piṅgalā *e* suṣumṇā. *Essas são as três principais* nāḍīs, *ou canais de energia em nosso corpo. No âmbito fisiológico, têm um significado; no aspecto psicológico, outro.*

No âmbito fisiológico, *piṅgalā* corresponde ao sistema nervoso simpático, *īda*, ao sistema nervoso parassimpático, e *suṣumṇā*, ao sistema nervoso central. O Sol é o produtor de energia, e *piṅgalā* é conhecido pelos *yogīs* como *sūrya-nāḍī*, a *nāḍī* do Sol. Se inicia no plexo solar. *Īda* é *chandra-nāḍī*, a *nāḍī* da Lua, e tem sua origem no cérebro. O frescor atribuído a *īda* no *Haṭha Yoga Pradīpikā* é explicado pela medicina moderna por sua conexão com o hipotálamo, que está na base do cérebro e é o centro responsável por manter a temperatura do corpo uniforme. Assim, o hipotálamo é o plexo lunar, de onde *īda* desce, e *piṅgalā* ascende de seu assento no plexo solar.

Há uma forte conexão entre o sistema nervoso simpático e o sistema nervoso parassimpático. A ciência médica diz que, se os nervos simpáticos estão em ação, os nervos parassimpáticos estão em repouso, e se os nervos simpáticos são afetados, os nervos parassimpáticos fornecem energia para que o equilíbrio do mecanismo corporal seja mantido. Da mesma forma, os *yogīs* afirmam que *īda* e *piṅgalā* trabalham conjuntamente. Uma é calor; a outra é frio. Uma é como o Sol e carrega energia solar; a outra é como a Lua e carrega a energia lunar. Se tivéssemos luz do Sol vinte e quatro horas por dia, qual seria o destino do mundo? Qual seria o destino da humanidade? Todos morreríamos! A Lua, ao portar apenas a energia refletida do Sol, tem um efeito refrescante. Esta é a razão pela qual existe dia e noite. De modo semelhante, em nosso corpo, quando *piṅgalā* está muito ativa, *īda* diz: "O calor está aumentando, então deixe-me agir". Isso corresponde à ação dos sistemas nervosos simpático e parassimpático.

O encontro de *īda* e *piṅgalā* em nosso organismo, assim como a fusão entre fogo e água, produz uma nova energia. É a energia de *suṣumṇā*, conhecida pelo nome de *kuṇḍalinī*. *Suṣumṇā* corresponde ao sistema nervoso central, e essa energia divina, produzida pela fusão de *īda* e *piṅgalā*, é considerada, no âmbito fisiológico, energia elétrica.

Os sistemas nervosos simpático e parassimpático são semicontroláveis e semivoluntários, como o sistema respiratório. A respiração normal é automática, mas pode também ser controlada. De modo similar, pelos vários movimentos dos *āsanas*, pode-se aumentar a energia do sistema nervoso simpático ou aumentar a energia do sistema nervoso parassimpático. A quantidade de energia encontrada no sistema nervoso central não pode ser controlada dessa maneira. Não podemos dizer "vou aumentar minha energia elétrica". No entanto, a fusão das duas energias — de *īda* e *piṅgalā* — produz energia que é armazenada no corpo e pode ser liberada para suprir o sistema nervoso central de energia elétrica. Essa energia pode ser fornecida a qualquer parte do corpo por meio do sistema nervoso central.

Suṣumṇā existe por toda parte, não só na coluna vertebral, porque o sistema nervoso central também existe por toda parte. Imagine estender o dedo indicador em um *āsana;* se a parte externa do dedo se estende mais e a parte interna não muito, isso significa que a energia solar está fluindo mais e a energia lunar menos. Devemos prestar atenção na energia lunar para que o excesso de energia solar seja neutralizado. Quando, por meio da prática de *āsanas*, as energias solar e lunar são equilibradas e percorrem de modo uniforme o organismo, elas são neutralizadas, e o praticante tem uma nova sensação e uma nova energia fluindo entre as duas. É a energia de *suṣumṇā*, que corre por todo o corpo.

Essa é a interpretação de *īda*, *piṅgalā* e *suṣumṇā* no âmbito fisiológico. Agora, vamos analisá-las do ponto de vista psicológico. Consideremos a natureza da argila. O pó da terra é a matéria-prima a partir da qual várias formas e diversos desenhos são modelados — pode ser um pote, pode ser um vaso. Com o pó da terra, todas essas coisas podem ser modeladas. Se quisermos mudar a forma, teremos de desfazer aquilo que tínhamos e retornar ao pó original antes de iniciarmos o novo formato. Contudo, segundo Patañjali, *cittavṛtti-nirodha* — restringir os movimentos da mente — não é yoga, é só o início do yoga; "*cittavṛtti*" significa os movimentos da consciência — as diversas formas que a consciência pode tomar, como a argila pode assumir vários formatos. O ouro bruto pode tomar variadas formas, como pulseiras, colares, brincos, joias de nariz, braceletes, tornozeleiras, e assim por diante. Entretanto, para transformar uma tornozeleira em um bracelete, deve-se voltar ao ouro original, assim como a argila deve voltar a ser pó antes de ser remodelada. De maneira semelhante, se quisermos compreender o que é o si-mesmo, devemos compreender a natureza da consciência, e não a natureza dos movimentos da consciência.

Continuando, "*vṛtti*" significa movimento; "*nirodha*" significa restrição; e "*citta*" significa consciência. Então "*cittavrtii-nirodha*" significa restrição dos movimentos da consciência, mas não a restrição da consciência em si. Até que tenhamos cessado o movimento, como poderemos compreender a natureza do pó ou do ouro bruto e o modo como produzem várias formas? Devemos chegar à causa; assim como o pó é a matéria-prima das formas da argila, e o ouro bruto é a matéria-prima dos diversos objetos que se podem produzir, *citta* é a consciência, e a matéria-prima para *cittavṛtti* são os movimentos da consciência.

Por meio da restrição dos movimentos da consciência cria-se um espaço entre a presença e a ausência de pensamentos, entre vazio e saturação. Vejam. Ao observar o espaço entre ambos, percebe-se que *cittavṛtti* é diferente de *citta* — os movimentos da consciência são diferentes da consciência em si. Patañjali afirma que, quando a consciência silencia, quando chega a esse estado contemplativo de atenção, por meio de *āsana*, *prāṇāyāma*, *dhāraṇā* e *dhyāna*, constata-se que não tem luz própria, em virtude de não poder agir e testemunhar ao mesmo tempo. Ela depende da reflexão da luz da alma. Essa é a sutileza do caráter da consciência.

No primeiro capítulo dos *Yoga Sūtras*, Patañjali aborda as flutuações da consciência, mas não a característica essencial da consciência — o que a consciência é na realidade. Somente no quarto capítulo ele explica essa característica essencial, ou *dharma*, da consciência e afirma que esse *dharma* é como a Lua: não tem luz própria. A consciência percebe que não tem luz própria e que depende de algo mais. Constata que está tomando emprestada sua luz do âmago do ser. *Citta*, a mente, extrai sua luz do *ātma*, a alma, exatamente como a Lua toma emprestada a luz do Sol.

Quando a consciência, que até agora agiu como sujeito, compreende que não tem luz própria e que toma emprestada a luz da alma, rende-se à alma. As flutuações da consciência cessam. A contenção acontece naturalmente. Então, o cérebro permanece silencioso, esvazia-se. Deixa de se comportar como um sujeito e torna-se um objeto, passivo, receptivo. No momento em que o cérebro é transformado em objeto, há uma difusão homogênea de nossa inteligência em todas as direções. Isso significa que *īda* e *piṅgalā*, o Sol e a Lua, estão em equilíbrio e dão lugar à terceira luz, que é a força divina de *suṣumṇā*, conhecida como *kuṇḍalinī*.

Pode-se ver no *Haṭha Yoga Pradīpikā* que a *kuṇḍalinī* só desperta quando a graça descende sobre o ser; então, todo o esforço é inútil, a não ser que a graça o alcance. O que Patañjali diz a respeito disso? Afirma que não se sabe quando a graça virá; por isso, deve-se preparar tudo para poder aceitá-la quando vier. Ele diz: "Estejam fisicamente firmes, mentalmente estáveis e espiritualmente preparados para recebê-la.".

Patañjali explicou muito bem que os instrumentos da natureza — os órgãos da ação, os órgãos da percepção, a mente, a inteligência, a consciência — estão todos aqui para servir ao seu senhor, a alma. Se soubermos utilizá-los, eles serão nossos servos. Esses instrumentos agem aqui como auxiliares, a fim de ajudar o si-mesmo, mas, se não soubermos utilizá-los, eles se tornarão nossos mestres, e essa é a causa da infelicidade — aflição, oscilações, perturbações. Patañjali fala de "*bhoga*" e "*apavarga*". "*Bhoga*" significa "apanhado pela teia do mundo"; "*apavarga*" significa "apanhado pela força da divindade".

Os *āsanas* e o *prāṇāyāma* são as fontes para criar e manter a energia divina de *kuṇḍalinī*, que é igual à energia cósmica. Se a energia interna de nossa mente e a energia externa forem só uma, não sofreremos dano algum. Somos indivíduos divinos e aceitaremos essa luz sem prejuízo algum. Mas pode acontecer de, ao recebermos a luz divina por meio da prática de yoga, em consequência de alguma fraqueza em nossa energia interna, essa luz trazer consigo infelicidade ou perturbar o equilíbrio de nosso corpo. Portanto, devemos estar preparados para que, quando a luz divina vier até nós, nosso corpo, nossa mente e nossos nervos estejam aptos a recebê-la. Falamos do processo de cura no yoga, mas lembrem-se de que o yoga é tanto um sistema preventivo quanto curativo. Não nos referimos aqui apenas ao corpo, mas também à mente e à alma.

Na escola, o professor ensina e todos os alunos ouvem as mesmas palavras. Porém, ainda que todos ouçam e até escrevam as mesmas palavras em seus cadernos, não obtêm as mesmas notas; um tira um dez com louvor, outro, uma nota média, outro fica de recuperação e outro falha. Todos eles ouvem as mesmas palavras e se esforçam, mas cada um capta a lição de maneira diferente, e ninguém sabe quem vai passar com louvor. O poder de *kuṇḍalinī* é semelhante a essa classificação. Alguns apenas ficam na média para passar de ano. Mesmo sem praticar yoga, às vezes, a luz divina chega como uma nota para passar de ano. No entanto, quem trabalha um pouco mais obtém mais, e se trabalhar mais intensamente, conseguirá ainda mais. Essa energia deve ser conquistada e, quando atinge a maturidade completa, é como uma árvore que dá frutos. A essência da árvore inteira está no fruto. De modo semelhante, a essência de toda a nossa prática está contida nessa energia divina conhecida como *kuṇḍalinī*.

Em uma aula de yoga, pode-se sentir essa energia porque, com o toque do professor, recebe-se algo de sua vibração. Isso é como a nota para passar de ano. Mas seria algo temporário ou permanente? Se for apenas temporário, deve-se trabalhar para torná-lo permanente. Assim, a força divina permanecerá eternamente em nós.

Se a saúde do corpo, da mente, dos nervos e da inteligência estiver completamente madura, essa luz permanecerá eternamente. Então, ela irá e virá. Algumas árvores dão frutos; outras não. Algumas dão frutos saborosos, outras dão frutos amargos, e pode ser que uma mesma árvore dê alguns frutos saborosos e outros não. Essa *kuṇḍalinī* divina é o fruto da árvore. Depende de nossa prática e da graça divina. Assim sendo, trabalhem para alcançá-la, e se ela vier, segurem-na. Nenhuma força divina pode ser despertada sem a graça divina. Pode-se ter a força de vontade para obtê-la, mas, se não houver graça, não virá. É por isso que eu disse que devemos segurá-la. Se a graça vier, continuem sua prática e não permitam que ela desapareça.

32

Meditação e yoga

Meditação não é algo que possa ser expresso em palavras. A meditação deve ser experimentada de modo prático na vida de cada um. A meditação tampouco pode ser ensinada. Se alguém afirma que está ensinando meditação, pode-se concluir que essa pessoa não é, em absoluto, um yogī.

Meditação é fazer com que a complexidade da consciência se torne simplicidade e inocência sem orgulho e arrogância. Nenhuma experiência espiritual é possível sem disciplina ética. Práticas éticas e espirituais caminham juntas, para que se alcance o néctar da divindade. Consequentemente, as disciplinas éticas de *yama* e *niyama* são essenciais a quem deseja percorrer o caminho espiritual.

Já vimos que o yoga está dividido em três partes: *yama* e *niyama* formam uma parte; *āsana, prāṇāyāma* e *pratyāhāra* formam a segunda parte; *dhāraṇā, dhyāna* e *samādhi* compõem a terceira parte. *Yama* e *niyama* são a disciplina dos órgãos de ação e dos órgãos de percepção. São comuns ao mundo todo, não são especificamente indianos, tampouco estão apenas conectados ao yoga. Formam algo básico que deve ser mantido. Para voar, um pássaro precisa de duas asas. De modo semelhante, para subir os degraus da sabedoria espiritual, as disciplinas éticas e mentais são essenciais.

Então, partindo desse ponto básico, a evolução deve acontecer. Para que os indivíduos evoluam, a ciência do yoga oferece três métodos — *āsana, prāṇāyāma* e *pratyāhāra*. Esses três métodos constituem o segundo estágio do yoga e demandam esforço.

O terceiro estágio compreende *dhāraṇā, dhyāna* e *samādhi*, que podem ser simplesmente traduzidos como concentração, meditação e união com o si-mesmo universal. Esses três são os efeitos da prática de *āsana, prāṇāyāma* e *pratyāhāra*, mas por si sós não envolvem prática. Como há enormes variações na prática, haverá variações nos efeitos. Se trabalharmos durante duas horas, receberemos salário por apenas duas horas. Se trabalharmos durante oito horas, receberemos salário pelas oito horas. Se tivermos iniciativa, poderemos receber um aumento no salário. Assim ocorre no mundo dos negócios. Em *dhāraṇā, dhyāna* e *samādhi* também. Se trabalharmos diligentemente em *āsana, prāṇāyāma* e *pratyāhāra*, receberemos nossa recompensa em *dhāraṇā, dhyāna* e *samādhi*, que são os efeitos dessas práticas. *Dhāraṇā, dhyāna* e *samādhi* não podem ser praticados diretamente. Se dissermos que os estamos praticando, significa que não conhecemos os aspectos anteriores do yoga. Somente praticando os aspectos anteriores podemos esperar alcançar seus efeitos.

O que Patañjali diz sobre os efeitos de *āsana*? "*Tataḥ dvandva anabhighātah*": as dualidades entre corpo e mente desaparecem (*Yoga Sūtras*, II, 48). O que ele diz a respeito do efeito de *prāṇāyāma*? "*Tataḥ kṣīyate prakāśa āvaraṇam. Dharaṇasu cha yogyatā manasaḥ.*": o véu que cobre a luz do conhecimento é removido, e a mente se torna um instrumento apto para a concentração (*Yoga Sūtras*, II, 52 e 53). E quanto aos efeitos de *pratyāhāra*? "*Svaviṣaya asamprayoge chittasya svarūpānukāraḥ iva indriyāṇāṁ pratyāhāraḥ*": por meio de *pratyāhāra*, os sentidos deixam de importunar a mente em busca de satisfação e são retirados de suas pastagens externas para auxiliar a mente em sua jornada interna (*Yoga Sūtras*, II, 54). Dessa forma, essas três práticas levam o praticante a *dhāraṇā, dhyāna* e *samādhi*. Patañjali cunhou uma palavra especial para *dhāraṇā, dhyāna* e *samādhi*. É *saṁyama* — integração total.

Dhāraṇā significa atenção ou concentração. É uma maneira de focar atenção escolhendo um caminho, uma região, um ponto ou um lugar determinado, dentro ou fora do corpo. *Dhāraṇā* é o controle das flutuações da consciência para focá-la em direção a um único ponto. Em *dhāraṇā* aprende-se a reduzir gradualmente as flutuações da mente para que, enfim, todas as ondas e correntes da consciência sejam eliminadas, e o conhecedor e o conhecido tornem-se um. Quando a consciência mantém essa atenção sem alterar ou oscilar a intensidade da percepção consciente, *dhāraṇā* torna-se *dhyāna*, ou meditação.

Quando óleo é vertido de um recipiente a outro, mantém um fluxo constante, estável e regular. Do mesmo modo, o fluxo de atenção e de percepção consciente deve manter-se estável e constante. Essa percepção consciente estável é *dhyāna*. *Dhyāna* é a maneira de descobrir o si-mesmo superior. É a arte do autoestudo, da observação, a reflexão e a visão do infinito oculto no interior. Começa com a observação do processo físico, depois envolve a vigilância do estado mental e, então, mistura a inteligência da mente com a do coração para mergulhar em profunda contemplação. Por meio dessa profunda contemplação, a consciência se funde ao objeto de meditação. Mediante essa conjunção de sujeito e objeto, a consciência complexa se torna simples e espiritualmente iluminada. O efeito do yoga é que somos acesos com a luz da sabedoria e conservados puros com uma mente inocente, e não arrogante. Essa é a beleza da sabedoria do yoga: é sabedoria com inocência, e não com arrogância. Esse é o efeito da meditação: arrogância, orgulho e ego são transfigurados e transformados em humildade e inocência, o que conduz a *samādhi*.

Propagar de modo homogêneo a alma desde o coração de sua morada até a sua fronteira é o sentido de *samādhi*. *Samādhi* não é transe. Se uma pessoa sofre um desmaio, isso é *samādhi*? Se fosse, *samādhi* não teria sentido algum. A definição de *samādhi* é permanecer consciente e experimentar o estado de sono. O que isso significa? No sono, não se está consciente de nada. Somente ao acordar você se diz: "Tive um sono profundo!". Aquilo dentro de nós que afirma que tivemos um sono profundo é a consciência que enxerga, a alma. O praticante de yoga tenta manter mente, inteligência, consciência, órgãos de ação e órgãos de percepção cem por cento passivos, de modo consciente. Temos três níveis de consciência: o subconsciente, o consciente e o inconsciente. O *yogī* reúne essas três facetas da consciência em um único estado de consciência conhecido como superconsciência. Quando não há subconsciência e inconsciência, mas apenas consciência, isso é *samādhi*. Não podemos alcançá-lo facilmente porque sequer penetramos esses três níveis de consciência; portanto, temos de ir devagar e partir das coisas visíveis para nos aproximarmos do invisível, antes de saltarmos para as coisas que não conhecemos nem entendemos.

Eu disse que yoga significa agrupar, unir, juntar. Significa unir o que Deus nos deu — o corpo, a mente e a alma. Há uma enorme desintegração em cada indivíduo entre o corpo, a mente e a alma; por isso, a arte do yoga foi transmitida pelos sábios da Antiguidade para reunir esses veículos perturbados do si-mesmo de cada um de nós, a fim de que a humanidade como um todo pudesse desenvolver unidade entre si.

Como é que na Índia, onde somos mais de seiscentos milhões[18] de pessoas, a meditação atrai apenas pouquíssimas pessoas? E como é que, em contrapartida, tantos ocidentais são atraídos por ela? Meus colegas de yoga trabalham com vocês de uma determinada forma porque vocês não são capazes de controlar seu nervosismo e sua ansiedade. Vocês estão sempre sob estresse. Trabalhar é estressante. Dormir é estressante. Ir ao banheiro é estressante para os ocidentais! Vocês estão quase sempre estressados; então, se lhes oferecem o que pode ser chamado de meditação passiva e quando se consegue fazer com que permaneçam em silêncio por um tempo, vocês já pensam ter alcançado o yoga ou ter despertado sua *kuṇḍalinī*! Os orientais são menos tensos, então não faz sentido mandar-lhes fazer esse tipo de meditação. Pelo contrário, eles devem ser ensinados a ser mais ativos, daí vem a prática de meditação ativa no Oriente.

Tornou-se corriqueiro ouvir as pessoas dizerem que estão praticando meditação. Elas pensam que podem praticar meditação separadamente das disciplinas do yoga que vêm antes dela, que são *yama, niyama, āsana, prāṇāyāma* e *pratyāhāra*. Lembrem-se que o rio que corre da montanha para o mar flui como uma só unidade, e que vai então se evaporar, formar nuvens e voltar como chuva para encher o rio novamente. De modo similar, o rio do corpo, o rio do cérebro e o rio da mente são todos um, fluindo da alma para a pele e de volta para a alma. Vocês diriam que estão interessados em apenas uma parte do rio e não em outras? Assim como os riachos, que partem de suas nascentes e se juntam confluindo em um grande rio que os conecta e une a montanha ao mar, todo o organismo humano forma um único rio que corre da alma para a pele e da pele para a alma.

18. População em 2020: 1,339 bilhão de pessoas. (N.E.)

Como vocês poderiam estar interessados apenas no rio da mente ou no rio da alma e negligenciar o rio do corpo? Como poderiam descartar alguns membros do yoga, dizendo que são meramente físicos, sendo que a meditação é espiritual? A meditação não é separada do yoga, o *āsana* tampouco. Se aceitam uma parte do yoga, que é a meditação, como podem descartar as outras partes, como *āsana, prāṇāyāma, yama* ou *niyama*? Se descartam os demais passos, por que não descartam a meditação também?

O corpo contém diversos membros. Quais partes vocês negligenciam e de quais partes cuidam para manter a boa saúde? Toda e qualquer parte de seu corpo, de sua mente e de seu cérebro é igualmente importante. Isso também vale para o yoga. Vocês não podem separar os vários membros ou aspectos do yoga dizendo "essa parte é importante; essa outra não é". Toda e qualquer parte do yoga é igualmente importante, embora muitas pessoas erroneamente digam que a meditação é a primordial.

Ao olhar para uma árvore, pode-se saber se sua raiz está saudável ou não. Nós, que absolutamente não evoluímos como os sábios da Antiguidade, não podemos penetrar a raiz, a semente, o cerne do ser, mas temos de olhar para a periferia (o corpo e suas funções, o cérebro e suas funções, a mente e suas funções) para que, a partir dessas camadas exteriores, sejamos capazes de nos aprofundar no conhecimento da raiz de nosso ser e, assim, descobrir se essa raiz está saudável ou não.

A arte do yoga começa com um código de comportamento, no intuito de construir a conduta moral, a conduta física, a conduta mental e a conduta espiritual. Desconhecendo as letras do alfabeto, é impossível aprender a ler ou a escrever. De modo similar, desconhecendo o alfabeto do yoga, composto de *yama, niyama, āsana, prāṇāyāma, pratyāhāra, dhāraṇā* e *dhyāna*, é impossível viver na morada do si-mesmo. Com isso, meu pedido a todos vocês é que entendam a profundidade do yoga partindo da periferia para atingir a semente. São pouquíssimas as pessoas, extraordinárias e excepcionais, que têm a capacidade de começar a partir do verdadeiro âmago do ser.

33

A natureza da meditação

Meditação é integração — fazer com que as partes desintegradas de uma pessoa voltem a ser um todo. Quando dizemos que nosso corpo é diferente de nossa mente e que nossa mente é diferente de nossa alma, estamos nos desintegrando. Como poderia a meditação trazer-nos de volta à integração se fosse algo que separa o corpo do cérebro, o cérebro da mente ou a mente da alma?

Se fechar os olhos e permanecer em silêncio é meditação, então, todos nós meditamos diariamente, de oito a dez horas, ao dormir. Por que não chamamos isso de meditação? É silêncio, não? Durante o sono, a mente está quieta, mas nem por isso dizemos que sono é meditação. Não se deixem enganar — meditação não é tão fácil; é como um curso universitário. Muitos cavalos participam de corridas, mas somente um vence. Do mesmo modo, estamos todos buscando a meditação, mas a linha de chegada está longe, muito longe de nós, porque ainda não conquistamos nossos sentidos, nossa mente e nossa inteligência.

Há três transformações que acontecem durante a meditação. Bem no início dos *Yoga Sūtras*, Patañjali diz que yoga é o aquietamento da mente. Mais adiante, ele diz que, quando se está tentando aquietar a mente, cria-se uma oposição com o surgimento de novos pensamentos ou novas ideias. Há um cabo de guerra entre a contenção e a aparição de novos pensamentos. Quando há contenção do pensamento, logo depois surgem novos pensamentos no espaço criado. Quantos de nós captamos esse espaço entre o pensamento contido e o pensamento que surge? O espaço entre esses pensamentos é um momento de passividade. Nesse momento, há um estado de tranquilidade, e quem consegue aumentar essa pausa, esse espaço entre pensamento contido e pensamento que surge, é direcionado ao estado de experiência conhecido como *samādhi*.

A contenção de pensamento em si não é *samādhi*, como se poderia imaginar. Quando se consegue aumentar aquele espaço entre o pensamento contido e o pensamento que surge, uma terceira experiência, conhecida como *ekāgratā-pariṇāma*, é sentida. Talvez vocês não saibam o que Patañjali afirma sobre *nirodha-pariṇāma*, *samādhi-pariṇāma* e *ekāgratā-pariṇāma* em meditação, descrevendo a transformação de um estado de contenção a um estado de tranquilidade e desse estado de tranquilidade a um ponto único e ininterrupto de percepção consciente (*Yoga Sūtras*, III, 9, 10, 11 e 12).

Pariṇāma significa mudança ou transformação, e *nirodha* significa contenção. Vocês possivelmente já compreendem que *ekāgratā* significa concentração. *Ekāgratā* é uma palavra composta de duas partes. O significado superficial ou coloquial de *ekāgratā* é concentração. Quando a mente divagante é trazida a um estado de contenção, isso é *ekāgratā* ou *dhāraṇā*. *Dhāraṇā* significa segurar, mas segurar o quê? Significa concentração, mas concentração em quê? Patañjali diz que, quando aprendemos a perceber o espaço entre o pensamento contido e o pensamento emergente, alcançamos *ekāgra* ao prolongar esse espaço. *Eka* significa um, *āgra* significa base. Então o que é *ekāgra*? É o âmago do ser, a alma.

Ekagra-pariṇāma é o estado em que mente, corpo e energia estão completamente focados em direção à base única que é conhecida como o âmago do ser. Tudo é atraído para a alma assim como a limalha de ferro é atraída para o ímã. Ao realizarmos esse prolongamento do estado de tranquilidade onde os pensamentos que surgem e aqueles que foram contidos chegam ao fim, na culminação do processo de aquietar os pensamentos que surgem e os que foram contidos, a consciência e a inteligência são atraídas, como que por um ímã, para o âmago do ser. Viver em totalidade com sua energia, sua inteligência e sua consciência como uma unidade singular, atada ao âmago do ser, isso é meditação. Quantos de nós somos sensíveis a ponto de atingir esse nível? Nós somos realmente sensíveis?

Por meio da prática de yoga, ganhamos percepção consciente. Se não somos capazes de manter esse nível de percepção consciente em nossas vidas diárias, isso significa que existe uma barreira em nós. Como a percepção consciente pode mudar? Como pode falhar? Se não há nuvens entre nós e o Sol, podemos vê-lo de forma completa e clara. Somente quando uma nuvem se interpõe é que não podemos ver o Sol. E o que queremos dizer com percepção consciente? Ela é a luz da inteligência brilhando. Como ela poderia mudar senão por algo que se coloque no caminho? Como ela poderia enfraquecer senão por alguns pensamentos que se manifestam?

Meditação é como o clima. Ontem o Sol não brilhou. Hoje ele apareceu. O que aconteceu ontem? O tempo estava nublado. Isso significa que o Sol não estava lá? Sem dúvida, estava, mas as nuvens se interpuseram entre ele e nós. E, hoje, as nuvens se foram. A meditação é assim. *Tataḥ kṣīyate prakāśa āvaraṇam*: o véu que cobre a luz do conhecimento é removido (*Yoga Sūtras*, II, 52). *Āvaraṇam* significa coberto, então a luz estava coberta por pensamentos. Um pensamento cobriu a alma como uma nuvem cobre o Sol, por isso seus raios não podiam penetrar a alma. A alma não podia meditar; os raios do Sol não podiam atingir a Terra em sua totalidade. Hoje os raios atingem a Terra porque não há nuvens. Da mesma forma, temos de descobrir quais são os mecanismos que operam em nossa meditação, como nossa mente se comporta, como a consciência reage, como a inteligência reage, quais pensamentos se interpõem entre nós e a pura luz da alma, quais pensamentos se interpõem entre nós e a percepção consciente, por dentro e por fora. Quando nos tornamos conscientes por dentro e por fora, conseguimos experimentar e perceber que meditação e ação física não estão separadas, que não há divisão entre corpo, mente e alma.

Podemos praticar meditação e desenvolver essa percepção consciente quando estamos sentados tranquilamente em um parque e tudo vem com bastante facilidade. No entanto, quando estamos ocupados trabalhando, é o pensamento que domina nossa vida, e é difícil ter plena percepção consciente. Quando praticamos *āsana*, *prāṇāyāma* e *pratyāhāra*, aprendemos a estar totalmente conscientes — desenvolvemos percepção consciente em todo o corpo enquanto estamos totalmente engajados na ação. Então, é possível que nos tornemos totalmente conscientes em todas as circunstâncias. Em um parque, enquanto olhamos para uma árvore, esquecemo-nos de nós mesmos e tornamo-nos um só com o universo. Por que não podemos aprender a ser um só com o universo de nosso próprio mundo — quer dizer, consigo mesmo e com seu corpo? Essa forma de enxergar a vida cotidiana é percepção consciente total, integração total e meditação total.

Aquele que medita é livre do tempo. Provavelmente, muitos de vocês não sabem o que é o tempo. Todos conhecemos a palavra "momento". O momento não se move. O momento é estável, mas a nossa mente não enxerga o momento. Ela apenas vê o movimento criado pela sucessão de momentos. Vemos a sucessão de momentos como os raios de uma roda. O momento é o eixo da roda e o movimento dos momentos são os raios. Durante a meditação, quem tem uma inteligência madura vive no momento e não é capturado pela mobilidade dos momentos.

A mobilidade dos momentos é vista nos pensamentos do estado de vigília, nos pensamentos que surgem e nos pensamentos contidos. Quem é dotado de intelecto maduro procura viver no momento sem se apegar ao movimento dos pensamentos que surgem e desaparecem. O movimento é o passado e é o futuro; o momento é o presente. O praticante cultiva sua mente, sua inteligência e sua consciência para viver no momento e, à medida que cada momento se locomove em direção ao próximo, vai com o momento, mas não com o movimento. Isso é meditação.

Vocês já observaram as ferrovias? As rodas do trem correm sobre dois trilhos paralelos. Considere esses dois trilhos, um como um fluxo com pensamentos e outro como um fluxo sem pensamentos. Na máquina humana, temos também um fluxo com pensamentos e outro sem pensamentos, e nossa mente está rolando sobre esses dois trilhos. O *yogī* sabe como manter os trilhos paralelos e permanecer voluntariamente sem pensamentos, e não involuntariamente com pensamentos. Enquanto ele permanecer voluntariamente sem pensamentos, nenhum outro pensamento virá a sua mente. No momento em que ele ficar simplesmente sem pensar, será como se as juntas soldadas, ou os elementos guias que mantêm os trilhos unidos ao longo de seu percurso, se separassem. Assim, haverá um acidente. De maneira semelhante, se o estado com pensamentos e o estado sem pensamentos estão correndo de forma paralela e igual, então há um pensamento único, e estamos vivendo no momento. Se houver uma pequena mudança e algo mínimo for retirado de nossa atenção ou de nosso estado de percepção consciente, ocorrerá um acidente. Um acidente é uma perturbação mental, um bloqueio mental, então devemos nos manter nesse estado no qual nada é removido dos trilhos do modo de ausência voluntária de pensamentos.

Patañjali diz que Deus é livre de aflições, que não é afetado por ações, que está sempre renovado e puro. Suas ações não geram reações, e ele é livre de dores e prazeres. Uma pessoa livre é aquela que enfrentou adversidades na vida e as venceu. Alguém assim não pode tornar-se um Deus ou o que se poderia chamar de homem-Deus ou *bhagwan*. Não podemos nos tornar deuses; entretanto, podemos nos tornar divinos. E esse divino da vida, em que os prazeres do mundo e os prazeres do espírito estão igualmente equilibrados, só é possível para alguém de intelecto igual à luz de sua alma. Somente alguém assim pode saber o significado da meditação. É uma pessoa meditativa. Vocês e eu somos participantes da corrida da meditação, mas ainda não alcançamos a meta.

34

Do corpo à alma

Na culminação do yoga, ocorre uma libertação das amarras do corpo. Muitos pensam poder alcançar isso apenas com meditação, desconectados do corpo. Mas apenas quem pratica pode perceber se a sensação na meditação é de isolamento, de solidão absoluta ou de plenitude. Costumo dizer que se deve avançar por meio da prática de āsana *e* prāṇāyāma*, e é por isso que alguns dizem que sou um ginasta do yoga, como se eu não insistisse em afirmar continuamente que o objetivo do yoga é a visão da alma! Por meio da execução de* āsanas*, eu me envolvo totalmente e encontro a unidade do corpo, da mente e da alma. Para mim, isso é meditação ativa.*

Apesar de o *āsana* ser, às vezes, descrito como ginástica física, é uma descrição bastante equivocada, porque *āsana* significa fazer uma postura e, nela, refletir e repousar. *Āsana* não é simplesmente exercício. Deve-se procurar perceber que as fibras da pele estão exatamente paralelas às fibras da carne, de forma que ação e cognição se reúnam, e a mente possa sentir que há yoga, ou contato. Yoga significa união ou conexão. Se não sentimos que a mente, por meio do órgão perceptivo da pele, está presente no *āsana*, então fazemos algo meramente físico.

Para compreender com mais clareza, podemos considerar os quatro estágios da prática de yoga descritos nos textos antigos. O *Haṭha Yoga Pradīpikā*, o *Śiva Saṁhitā* (outro texto importante do *haṭha-yoga*) e o próprio Patañjali descrevem quatro tipos de praticantes de yoga.

A mente de um iniciante sempre permanecerá na superfície, que é o corpo físico. Nesse estágio, deve-se trabalhar *dhāraṇā* ou concentração. A mente está completamente desmembrada; não se sabe o que fazer. Então, ensinamos o praticante a encontrar o foco e se conscientizar das diversas partes do corpo: primeiro, observe o pé; depois, passe para o tornozelo; conecte o tornozelo ao pé; observe o joelho; conecte o joelho ao tornozelo; conecte o joelho ao pé; então, passe ao quadril; conecte o quadril ao joelho, ao tornozelo e ao pé; então, passe para a parte baixa do tronco; depois, para a parte alta do tronco, as axilas, o pescoço, a face, e assim por diante. Dessa maneira, por meio do ensino dos *āsanas*, trazemos a vastidão e a multiplicidade da inteligência desde um estado de concentração dividido até uma concentração única. No entanto, estamos trabalhando ainda no nível superficial do corpo físico.

O segundo estágio é fazer com que a mente sinta a ação. Em primeiro lugar, simplesmente solicitamos ao aluno que se concentre nas diferentes partes do corpo, relacionando umas às outras. Então, dizemos: "Sinta a mente enquanto estiver agindo. A mente está se movendo com você ou não está se movendo, mas apenas observando, assistindo?". Nesse estágio, dizemos: "Vá com sua mente! Deixe que seu dedo também vá com ela. Deixe também seu joelho agir com sua mente.". Há uma diferença entre trazer a mente para as diferentes partes do corpo enquanto elas se movem e pedir à mente que se mova com o corpo. O primeiro estágio é chamado *ārambhāvasthā*, o estado inicial. O segundo é *ghaṭāvasthā*, o estado do corpo. Primeiro, você não conhecia o corpo; conhecia apenas o tornozelo, o joelho, e assim por diante. Agora, você deve conhecer o corpo como um todo, por meio da mente.

Quando a mente conhece o corpo, vem o terceiro estágio, chamado *parichayāvasthā*, familiaridade, ou o estado do conhecimento íntimo. Nesse estágio, fazemos com que a inteligência se familiarize com o corpo. Assim como duas pessoas são apresentadas uma à outra por um terceiro, a mente apresenta o corpo à inteligência, que é o terceiro veículo do ser humano. A mente diz à inteligência: "Olhe o que está acontecendo aqui. Deixe-me apresentá-la ao meu joelho. Deixe-me apresentá-la ao meu tornozelo. Deixe-me apresentá-la aos meus braços.". Isso é *parichayāvasthā*, familiaridade — familiarizar-se com a inteligência, por meio da mente, com o corpo. É como a pessoa que me apresenta a você. Depois de nos apresentar, ela desaparece, e nós nos tornamos amigos. Então, a mente desaparece e a inteligência e o corpo se tornam um.

Assim, quando se estabelece essa familiaridade por meio da inteligência, chegamos ao quarto estágio — *niṣpattyavasthā*, o estado da perfeição ou maturidade. Quando a inteligência sente a unidade entre a carne e a pele, ela apresenta o si-mesmo, o *ātman*, dizendo "Veja o que eu fiz! Venha e veja!", porque vocês estão perfeitamente na postura; vejam que, ao apresentar o corpo, a mente, a inteligência e o si-mesmo, todos caminham juntos, paralelamente, na execução do *āsana*. Isso é libertar-se do corpo. O corpo é esquecido nesse momento porque tudo está fluindo na mesma velocidade e na mesma direção. Patañjali diz no terceiro capítulo que o corpo do *yogī* deveria mover-se tão rápido quanto a velocidade de sua alma.

No entanto, se nos esquecermos do corpo antes de passarmos pelos estágios anteriores, nunca atingiremos o ponto. Esse é o problema. Até que o finito seja conhecido, como podemos tocar o infinito?

PARTE CINCO

Yoga no mundo

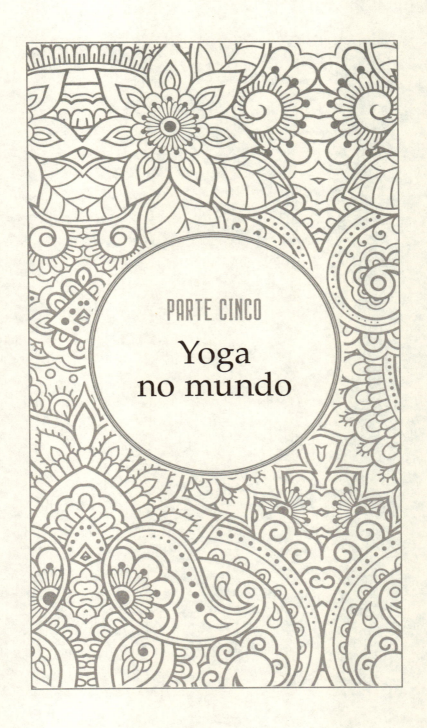

35

Yoga como uma arte

Yoga é conhecido por quase todos como uma filosofia ou um caminho, mas poucas pessoas sabem que yoga também é uma arte. Nenhum artista pode definir a própria arte: pode-se expressar o que a arte é apenas pela arte em si, e não por meio de palavras.

Os sábios da Antiguidade faziam a distinção entre o conhecimento do mundo e o conhecimento da alma. Cientes de que um ser humano existe como ser físico, mental e espiritual, e conscientes da importância desses três níveis, eles desenvolveram diferentes artes para trabalhar de maneira rítmica, sistemática e uniforme, na trindade do ser.

As seis artes básicas da tradição indiana são yoga, luta, arco e flecha, teatro (incluindo a dança), música e economia. As artes podem ser classificadas em diversos tipos, como artes práticas, artes de cura, belas-artes, artes cênicas etc. A arte do yoga engloba todos esses níveis e, por isso, é a arte fundamental. Por meio do yoga, o ser humano entra em contato com a alma; portanto, o yoga é uma arte espiritual. Cada *āsana* tem um formato geométrico e arquitetônico exato, assim como as belas-artes. O yoga traz saúde e alegria ao praticante; sendo assim, é também uma arte prática e de cura. Quando a beleza e a harmonia dos *āsanas* são apreciadas por espectadores, o yoga se torna também uma arte cênica.

Três qualidades são requeridas para tornar-se um artista. Deve-se ter aptidão ou habilidade para alcançar a maestria na arte; deve-se sentir um enorme amor pela arte para dedicar-se a ela com determinação, esforço e concentração; deve-se ter imaginação e criatividade para desenvolvê-la por caminhos novos e desconhecidos. O que é conhecido hoje foi desconhecido ontem. Todos os dias surgem novos conhecimentos, mas o desconhecido permanece vasto porque o universo é vasto. O desconhecido é a área que os artistas devem explorar a fim de refinar sua arte. Vivendo num ambiente social convencional, os artistas devem, também, expressar uma nova vibração e provocar transformações até então inexploradas para que sua arte sobreviva.

O Senhor Śiva é o fundador do yoga e ensinou-a, a princípio, à sua esposa, a deusa Pārvatī. Śiva é também Naṭarāja, o senhor da dança. Os *yogīs*, da mesma forma que os dançarinos, veneram-no por ele ter dado à humanidade o duplo conhecimento que permite aos seres humanos vivenciar o espírito santo da divindade em cada uma das células de seus corpos e encontrar uniformidade na diversidade, na impessoalidade e na personalidade.

Há uma bela história sobre como o Senhor Śiva convidou o Senhor Viṣṇu para assistir a sua dança de destruição e criação, chamada *tāṇḍavanṛtya*. O Senhor Viṣṇu estava sentado sobre Ādiśeṣa, o senhor cobra. Enquanto o Senhor Viṣṇu observava os movimentos do Senhor Śiva, seu corpo tornou-se pesado, e Ādiśeṣa ofegava, sem ar. Quando a dança terminou, seu corpo voltou a ficar leve. Ādiśeṣa perguntou a Viṣṇu o que o fizera ficar tão pesado e, logo depois, tão leve. E ele respondeu-lhe: "A dança do Senhor Śiva absorveu-me tão completamente que meu corpo começou a vibrar, tornando-se muito pesado. Assim que a dança terminou, voltei à consciência e tornei-me leve.". Ādiśeṣa, percebendo o profundo interesse de seu mestre na arte da dança, disse: "Senhor, se a dança lhe agradou tanto assim, eu não deveria aprender a dançar para agradar-lhe também?". E o Senhor Viṣṇu respondeu: "Chegará o momento em que o Senhor Śiva lhe pedirá para escrever o *Mahābhāṣya*, o grande tratado sobre gramática. Nesse momento você poderá aprender a dançar.". Pois bem, o autor do *Mahābhāṣya* é ninguém menos que Patañjali, que também estudou dança e escreveu um tratado sobre medicina e os *Yoga Sūtras*. Ele é considerado uma encarnação de Ādiśeṣa.

O *yogī* acredita em *nivṛtti-mārga*, o caminho interno da renúncia; o dançarino acredita em *pravṛtti-mārga*, o caminho externo da criação. Yoga é *jñana-mārga*, o caminho do conhecimento; dança é *bhakti-mārga*, o caminho do amor. A diferença entre yoga e dança é que yoga é uma arte perfeita em ação, ao passo que a dança é uma arte perfeita em movimento. Na dança, há expressão externa por meio do movimento, enquanto o yoga, apesar de envolver um intenso dinamismo interno, pode parecer estático aos olhos do observador. O movimento pode ser muito sutil, mas a ação é imensa.

Todos nós somos capturados pela rede do desejo, da raiva, da ganância, da paixão, do orgulho e do ciúme. São todos esses distúrbios emocionais que nos acometem diariamente. O dançarino faz uso dessas emoções e as transforma em expressão artística. O *yogī* esforça-se para conquistá-las, conforme podemos ver nas recomendações de Patañjali: "*Maitrī karuṇā muditā upekṣāṇām sukha dukḥa puṇya apuṇya viṣayāṇām bhāvanātaḥ chittaprasādanam*" — cultivar amizade, compaixão, alegria e indiferença diante da alegria e da tristeza, da virtude e do vício conduz à paz mental (*Yoga Sūtras*, I, 33).

Tanto o *yogī* quanto o artista precisam respeitar o corpo. Sem forma nem imagem, sem elegância nem força, não se pode ser nem um *yogī* nem um dançarino. Se vocês são artistas, lembrem-se de que, quaisquer que sejam os temas que apresentem em seu modo de expressão artística, todos dependem das experiências e das ações internas com que trabalha também o *yogī*. Se, além de artistas, são também praticantes de yoga — se estão também em contato com os níveis internos de seu corpo —, desenvolverão uma vasta gama de expressividade, e sua arte chegará a ser aquilo que é conhecido como "*satyam, śivam, sundaram*", verdadeira, auspiciosa e bela. A arte, então, torna-se divina e é conhecida como *yoga-kalā*, a arte da auspiciosidade. Arte sem essa profundidade interior é conhecida como *bhoga-kalā*, ou arte pelo prazer. A arte pelo prazer tem o seu valor, é claro, mas a intensidade e a devoção desaparecem; ela pode facilmente degenerar em *kāma-kalā* ou arte para a gratificação sensorial.

É necessário fazer uma combinação de *bhoga-kalā* e *yoga-kalā*. Se há apenas *bhoga-kalā*, a arte é meramente sensorial e não enaltecedora. Por outro lado, se há apenas *yoga-kalā*, saiba que esta é muito elevada e austera para ser valorizada pela sociedade. Para sensibilizar, educar e inspirar as pessoas, esses dois níveis de arte precisam ser combinados e harmonizados para que todos possam viver na luz perfeita que ilumina a consciência. Produz-se, então, uma intensa vitalidade que possibilita que cada um de nós viva no campo da alma, para que esse corpo mortal possa degustar o néctar da alma imortal e a arte possa se tornar divina.

36

Sobre professores e ensino

É relativamente fácil ser professor de uma disciplina acadêmica, mas ser professor de uma arte é muito difícil, e ser professor de yoga é ainda mais árduo, porque os professores de yoga devem ser seus próprios críticos e corrigir suas próprias práticas. A arte do yoga é inteiramente subjetiva e prática. Os professores de yoga devem conhecer o funcionamento integral do corpo; devem conhecer o comportamento daqueles que os buscam, saber como reagir e estar prontos para ajudar, proteger e curar seus alunos.

São muitos os requisitos para ser um professor, mas eu gostaria de fazer alguns comentários que todos vocês possam absorver, entender e aperfeiçoar. No futuro, é possível descobrir muitos mais. O professor deve ser claro, engenhoso, confiante, desafiador, atencioso, cuidadoso, construtivo, corajoso, compreensivo, criativo e completamente devotado e dedicado ao conhecimento da matéria, gentil, esforçado, crítico, comprometido, alegre, moderado e equilibrado. Professores devem ser fortes e positivos em sua abordagem. Devem ser assertivos para desenvolver a confiança nos alunos e negativos consigo mesmos para, assim, refletir criticamente sobre suas atitudes e sua prática. Professores devem estar sempre aprendendo. Eles aprendem com seus alunos e devem ter a humildade de dizer-lhes que ainda estão aprendendo a sua arte.

A relação entre professor e aluno é como a relação entre marido e mulher ou como entre pais e filhos. É um relacionamento intenso e complexo. Como no relacionamento entre marido e mulher, que é de muita proximidade, os professores devem esforçar-se para que seus alunos não desistam e ajudá-los durante sua prática.

Ao mesmo tempo, como entre pais e filhos adultos, embora haja relacionamento, também há distância. O trabalho do professor é proteger e guiar os alunos para que eles não abandonem o caminho a ser percorrido. E o trabalho dos alunos é garantir que aquilo que receberam seja mantido para que não caiam nas próprias ciladas. Há uma via de mão dupla entre aluno e professor envolvendo amor, admiração, devoção e dedicação.

Lembro-me claramente que, quando a Índia estava sob o domínio da Inglaterra e da França, os indianos que visitavam a Europa costumavam colocar uma placa em suas casas proclamando "recém-chegado da França" ou "recém-chegado da Inglaterra", quando retornavam ao nosso país, como se fossem pessoas extraordinárias ou privilegiadas. A mesma coisa está acontecendo agora com o yoga. Estudantes ocidentais vêm à Índia e *yogīs*" recém-chegados da Índia" estão ensinando yoga em toda parte. É de fato lamentável que muitos façam cursos de curta duração e se declarem professores de yoga. Só Deus sabe quanta experiência eles têm ou qual é a qualidade de seu trabalho. As pessoas que buscam esses professores também têm responsabilidade sobre isso, pois não procuram descobrir se o professor tem ou não conhecimento. Alunos também devem ter olhos de águia sobre seus professores.

Atualmente, muitos se autoproclamam gurus, *yogīs* ou *yoginīs*. Está errado. Professores não deveriam ser chamados de gurus, e gurus não devem ser vistos meramente como professores. Um guru é alguém que remove a escuridão e traz luz, que sempre protege seus alunos para que não se tornem vítimas das circunstâncias, fazendo com que trabalhem mais e mais para que desenvolvam humildade. O papel do guru é agir como uma ponte. Tendo vivenciado a verdade, o guru apresenta-se como uma ponte para ajudar os demais em seu caminho em direção a Deus. O guru é um instrumento de Deus cujo poder se move em seu interior para despertar aqueles que ainda não entenderam o valor espiritual da vida e trazê-los para mais perto de Deus.

Viver espiritualmente é viver no momento presente. Quando estiverem praticando, desde que nenhum outro pensamento lhes ocorra, vocês serão espirituais durante esse tempo. No momento em que sua mente divaga, talvez por conta de uma pessoa que você tenha visto na rua ou de algo que lhe tenham dito no escritório, então, mesmo que esteja praticando yoga nesse momento, o que importa é o que se passa em sua mente, e não o que está fazendo.

O yoga proporciona firmeza ao corpo, claridade à inteligência, limpeza ao coração. Isso é paz e, ao contemplar essa paz, outros aprenderão. Cultivem essa firmeza suprema de paz, da alegria e do prazer. Então, os demais, observando essa alegria em vocês, dirão "Também quero desfrutar disso!". Estarão verdadeiramente ajudando a sociedade quando os alunos os procuram, e não vocês a eles. Nesse caso, o ensino é puro, e a mensagem é pura.

No meu método de ensino, como os conduzo por muitas posturas, mantenho-os por duas ou três horas, às vezes, até quatro, sem permitir que a mente deles vagueie. Todos os que trabalharam comigo já vivenciaram isso. Quando faço com que uma aula dure três horas e meia ou quatro horas, os alunos percebem que quatro horas se passaram? Não. Então, eu os mantive em um estado espiritual por quatro horas. Se a cada vinte e quatro horas eles permaneceram espirituais por quatro, posso dizer que fiz algo de bom neste mundo!

Suponham vocês que eu os convidasse a meditar, a fechar os olhos e a permanecer em silêncio; e suponham que eu também fechasse os meus olhos. Eu poderia ver o que estaria se passando em suas mentes? Talvez vocês considerassem isso espiritual, mas eu diria que não há espiritualidade alguma, porque suas mentes estariam divagando por outros lugares. Esse não é o meu método de ensino. Ensino externamente, mas fazendo isso estou mantendo seus órgãos internos em um estado de percepção consciente unifocal por até quatro horas consecutivas. Então, não preciso de um certificado para dizer se isso é yoga físico ou espiritual. Quando estou ensinando, sei que durante quatro horas não permitirei que suas mentes divaguem. E, quando ensino, faço de vocês seres plenos, completamente conscientes de seu corpo, de sua mente, de seus sentidos e de sua inteligência.

Sou muito ativo em minhas aulas. Isso significa que não estou meditando? Vocês podem meditar sentados num canto, mas eu estou me locomovendo por todo os lugares e estou meditando. Qual a diferença entre nós? Sentar-se em um canto e fechar os olhos não é necessariamente meditação — pode ser apenas vazio.

Algumas pessoas dizem que sou um homem físico porque toco os corpos dos meus alunos para ajustá-los quando estou ensinando e peço-lhes que estendam aqui ou ali. E, ainda assim, estou interna e externamente consciente. Vocês, ao se sentarem com os olhos fechados, estão internamente conscientes, mas não externamente. Eu também vejo por dentro, mas vejo igualmente por fora com a mesma luz. De outra maneira, como eu poderia corrigir tantos alunos quando estou ensinando? Se eles cometem erros, vou imediatamente corrigi-los. Portanto, estou integrado quando ensino a cinquenta pessoas ou a trezentas. Quando alguém se torna completamente integrado, isso é meditação. Como poderia não estar meditando se percebo os erros de trezentas pessoas?

Quando vocês fecham os olhos e afirmam estar meditando, sequer se dão conta de seus próprios enganos. Eu poderia simplesmente sentar-me ali e dizer "faça desse jeito, faça daquele jeito", mas isso criaria uma polaridade entre mim e meus alunos. Em vez disso, se os alunos estão fazendo algo errado, vou até eles e os corrijo, porque eles também devem ver a luz que eu vi.

Posso também ser bastante crítico em relação a meus alunos que são professores. Algumas vezes dou aulas para cinquenta ou sessenta pessoas. Entre trinta e trinta e cinco podem ser professores, e os demais são alunos. Depois de observá-los por alguns minutos, posso ver os que ensinam sem praticar. Estou falando dos meus próprios alunos agora, então espero que saibam reconhecer o que estou dizendo. Quando isso acontece, a primeira coisa que faço é aplicar-lhes o que poderíamos chamar de tratamento de choque. Quando os professores dizem que não estão praticando, mas mesmo assim sabem o que estão fazendo, digo-lhes que deveriam parar de ensinar se não praticam para si mesmos. No Ocidente, as pessoas vão às aulas sem comprovar o calibre do professor. Assim como o mestre testa seus alunos, os alunos deveriam testar os padrões dos professores antes de aceitá-los como tais. Um médico não pode receitar um medicamento sem ter sido apropriadamente treinado para isso. Portanto, dessa maneira, os alunos devem medicar seus professores ao perceber que seus padrões não atingem o nível adequado. É a isso que se dá o nome de disciplina ética. Ensinar com prática é ético, mas passa a ser antiético quando os professores não ensinam com clareza em suas posturas.

Yoga não pode ser aprendido em palestras. Yoga deve ser ensinado por preceitos, e seu ensino envolve elementos práticos. É muito fácil para os alunos descobrir se o professor é bom ou não. Não posso culpar os professores, mas culpo as pessoas que vão até eles sem julgar seus parâmetros. No momento em que os alunos começam a julgar, os professores se dão conta de que estão sendo observados. Isso fará com que eles percebam o quão pouco sabem e passem a praticar mais; assim, provavelmente se tornarão bons professores. Deixo, então, que os alunos decidam.

Os certificados dos professores significam muito pouco. O valor está na maneira como o professor aborda o ensino. O mundo é puro; *ātman* é puro, mas infelizmente as pessoas que vivem neste mundo são muito corruptas. Uma vez que o yoga se popularizou no Ocidente, muitas pessoas começaram a ensiná-lo afirmando ensinar o método Iyengar. Alguns usaram meu nome e, infelizmente, ainda o usam para ensinar coisas que eu mesmo nunca ensinei. Quando o yoga passou a ser ensinado oficialmente na Inglaterra sob os auspícios das autoridades de educação, muitos solicitaram ser aceitos como professores, alegando ter sido treinados por mim, embora não fosse verdade. Quando as autoridades descobriram que os métodos de alguns desses professores eram diferentes do meu, quiseram assegurar-se de que os professores empregados por eles haviam de fato sido treinados por mim ou por algum de meus alunos mais experientes. Foi por isso que introduzi a certificação para professores: para que um sistema uniforme pudesse ser mantido e para que não surgissem confusões com a mistura de métodos. Por meio dos certificados, ao menos pode-se saber quem são meus verdadeiros alunos, aqueles que foram diretamente treinados sob minha orientação. Os certificados não têm valor especial além disso. Se os professores quiserem aprofundar sua formação no campo por eles escolhido, podem prosseguir e optar por certificações avançadas, como em qualquer outra disciplina. Mas se você está feliz com a educação primária, contente-se com ela. Se quiser partir para uma educação secundária, contente-se com ela também. Se quiser prosseguir rumo a um doutorado ou ir além, cabe a você decidir, mas o importante não é o certificado. O importante é ser sincero, ser humilde, ser compassivo. Você deve ser tão compassivo quanto implacável. Ambas as atitudes devem existir juntas, mas deve-se saber o momento de ser compassivo e o momento de não demonstrar compaixão para, assim, ajudar os alunos com seus problemas.

Se você é professor, não vá além daquilo que conhece. Se os alunos se excederem em um alongamento ou se você não tiver certeza de algo, diga-lhes que você é o professor e que eles devem segui-lo. Dessa maneira, poderá conduzir seus alunos em um ritmo seguro. Assim, passará a ganhar confiança. O yoga deve ser calmante. Mesmo conhecendo a ação tranquilizante de uma postura ao realizá-la, sei também que pode ser excruciante para vocês. Em *naṭarājāsana*, por exemplo, sei como relaxar em pleno alongamento, mas meus alunos não sabem. Eles se cansam. Não deixam a energia fluir. Bloqueiam as energias para fazer a postura e, logo, chamam isso de alongamento em excesso. Eu chamaria de alongamento insuficiente. Vocês todos alongam o cérebro em excesso e o corpo de modo insuficiente. Nesse caso, a tensão e a fadiga estão no cérebro. As pessoas se cansam primeiro no cérebro. O corpo leva mais tempo para cansar-se. Vocês devem saber de que tipo de fadiga se trata.

Os alunos que trabalham de um modo duro e desesperador em uma postura a ponto de se tornarem rígidos e tensos estão realizando o *āsana* de maneira compartimentada. Eles não sabem como alongar de um modo uniforme todo o corpo. Se alongamos um lado em demasia, significa que estamos desidratando essa parte. Você pode ser um professor iniciante e ter alunos avançados, mas isso não deveria ser um problema. Quem deve julgar se há um alongamento excessivo? Alongar demais produz uma dor excruciante. A fadiga aparece imediatamente na parte hiperalongada; não vem depois. Se não há dor quando estamos alongando excessivamente, é sinal de que há um bloqueio mental. Vocês pensam "estou me excedendo; não deveria me alongar demais", e é exatamente esse pensamento que os impede de adentrar mais a fundo na prática do *āsana*.

Quando meu corpo está cansado, digo que meu corpo está cansado; jamais digo que eu estou cansado. Se meu cérebro está cansado, eu faço *halāsana* e recupero a energia, e se meu corpo está cansado, faço meio *halāsana* e rejuvenesço as células. Talvez vocês façam posturas em pé quando estão cansados. Vocês já estão cansados e se alongam excessivamente nas posturas em pé; então, naturalmente ficarão ainda mais cansados. Vocês deveriam usar o discernimento — o que fazer, quanto fazer e quando fazer.

Agora, tenho de fazer uma pergunta. Quando um professor deve finalizar a aula? Se você é um professor, quando deve dizer aos seus alunos "É o suficiente por hoje!"? Todos sabem como iniciar, mas ninguém sabe como finalizar a aula. É importante saber exatamente quando terminar. Se os alunos já não aguentam mais fazer o que peço, eu digo "Parem!". É assim que dou a aula por finalizada. Vocês podem pensar que uma pessoa tem muita energia, mas devem saber quando ela já não pode mais continuar. Vocês observam a pele dos seus alunos quando chegam à aula, para ver que cor cada uma tem, e depois observam de novo quando se vão e também durante a aula, para ver as tonalidades que aparecem e as mudanças e transformações que acontecem? Como professor, você observa todas essas coisas? Sou capaz de dizer, ao observar a pele dessa ou daquela pessoa, se ela pode prosseguir ou não. A arte de ensinar é também saber a hora de parar. Se vocês sabem quando devem fazer um aluno parar, então, posso afirmar que são professores maduros. Não é questão de quanto vocês podem oferecer. Talvez ofereçam muito por querer construir um culto a suas personalidades ou porque têm medo de parar.

E, sem inovação, vocês não podem se tornar excelentes professores. Alguns corpos podem ter pescoço longo, outros, curto. Alguns corpos podem ter o peito estreito na parte superior e largo na inferior. Outros podem ser largos em cima e estreitos embaixo. As colunas vertebrais podem ser fortes ou fracas. Vi pessoas muito inteligentes, mas sem conexão alguma com o próprio corpo.

Ao entrar em contato com pessoas e ao conhecer seus distúrbios emocionais, aprendo quais posturas proporcionam estabilidade emocional. Aprendo quais exercícios e que tipos de *āsanas* trabalham o fígado, o baço, o rim e o coração. Trabalho comigo mesmo para descobrir como estender o fígado, como o contrair, como o mover lateralmente, ou o estômago, ou o intestino. Foi assim que aprendi e é assim que continuo aprendendo. Então, na hora de ensinar, devo ser também um criador.

Há dois modos de ensinar. Um é explicar de acordo com sua inteligência. O outro é conhecer as fraquezas de seus alunos e saber como explicar para que eles entendam o que você quer dizer. Isso demanda criatividade. Desenvolvi os dois modos de ensino: posso oferecer a partir de meu cérebro e posso também perceber a fraqueza de seus cérebros e de seus corpos e introduzir um novo estilo a fim de que compreendam e façam corretamente. Este é o segredo do meu ensino.

Quando eu era jovem e a sociedade não me respeitava em absoluto, eu era pessimista. As pessoas me chamavam de louco. Mas agora, mais de cinquenta anos de provações e erros trouxeram-me a um ponto em que tenho clareza do que estou fazendo e do que estou ensinando. Haverá falhas humanas. Até mesmo as pessoas muito evoluídas cometem erros. Ensinei muitas pessoas espirituais neste mundo: cientistas, artistas, filósofos, santos, estudiosos. Vocês pensam que não aprendo com eles? Ainda sou um aprendiz.

A primeira coisa de que um professor deve se lembrar é que todos os alunos que estão em sua presença são tão importantes quanto ele próprio. Aqueles que foram treinados sob minha orientação tornaram-se meus filhos. Agora, o que me preocupa é como meus filhos cuidarão dos meus netos!

Glossário

Os termos deste glossário são palavras, nomes de pessoas, divindades ou figuras lendárias, bem como títulos de escrituras e textos antigos — todos em sânscrito. As palavras em **negrito** nas definições são verbetes que têm entrada separada — e vale a pena conferi-las. Entradas em *itálico* são formas aculturadas ou palavras em híndi. A forma "ch" foi mais usada que "c", como em *chakra* (*cakra*), *brahmacharya* (*bramacarya*), *chitta* (*citta*), entre outras, para corresponder mais proximamente à pronúncia ocidental. Para facilitar a leitura, palavras compostas, como *bhaktimārga* e *indriyasaṁyama*, foram hifenizadas e ficaram *bhakti-mārga*, *indriya-saṁyama*, e assim por diante. Pela mesma razão, palavras compostas que são títulos literários ou sagrados foram separadas. Então temos *Bhagavad Gītā* e não *Bhagavadgītā*; *Atharva Veda* e não *Atharvaveda* etc.

abhiniveśa agarrar-se à vida e temer perder tudo o que se tem ao morrer

abhyantara interno; inspiração

abhyāsa prática ou estudo constante e determinado

āchārya mestre, professor; aquele que propõe uma doutrina particular

adhibhautika-roga doença causada pelo desequilíbrio dos cinco elementos — terra, ar, água, fogo e éter — no organismo humano; lesões causadas por seres vivos ou criaturas como cobras, tigres etc.

adhidaivika-roga doença transmitida geneticamente dos pais para os filhos ou consequente de atos passados (destino); doença causada por influências planetárias

adhyatmika-roga doença física ou mental autoinfligida; doença causada pelo mau uso do sistema corporal humano

adhyāya estudo

Ādiśeṣa serpente primordial; conta-se que tem mil cabeças e é representada como um sofá para **Viṣṇu** ou como um suporte para o mundo todo

ahaṁkāra o ego; literalmente o "eu-fazedor"; aquela parte do nosso ser que é ativa e autoconsciente

ahiṁsā não-violência, não meramente no sentido restritivo de evitar matar e usar violência, mas no sentido positivo e abrangente de abraçar com amor toda a criação

amṛta néctar

amṛtamanthana o revolvimento do néctar, tema de uma história nos **Purāṇas**

ānanda felicidade, êxtase, bem-aventurança

ānandamaya-kośa camada espiritual de alegria, o núcleo do ser — a mais interna das cinco camadas que envolvem a alma
vide **kośa, śarīra**

añjali mãos unidas em prece

annamaya composto de comida (*anna*); material

annamaya-kośa camada anatômica de nutrição; o corpo material denso — a mais externa das cinco camadas que envolvem a alma
vide **kośa, śarīra**

antara interior, dentro, interno

antara-kumbhaka suspensão da respiração depois de uma inspiração completa

aparigraha libertação de acúmulo ou de apego, ausência de ganância e de posses além do necessário

apauruṣeya revelado; não dado por humanos

apavarga emancipação

ārambhāvasthā estado de começo, início; empreendimento; o primeiro estágio da prática de yoga

ardha metade

ardha-chandrāsana postura da meia-lua — uma postura em que o corpo e uma perna ficam estendidos no sentido horizontal apoiando-se sobre a outra perna e com uma mão tocando o chão e o corpo em um plano vertical

artha meios, utilidade, uso, vantagem, causa, motivo; riqueza como um dos objetos da busca humana

āsana postura — o terceiro estágio do yoga

asmitā princípio — "eu"; noção de individualidade, conscientização do puro ser

āśrama estágio da vida; há quatro *āśramas*, cada um com seu campo de atividade correspondente

vide **brahmacharya, gārhasthya, sannyāsa, vānaprastha**

asteya abstinência de roubar

Atharva Veda um dos quatro ***Vedas*** ou sagradas escrituras hindus, que consiste em cantos mágicos

ātma, ātman alma, o eu mais interior, princípio da vida

ātma-dhyāna meditação no eu maior

ātma-saṁyama integração da alma

ātman *vide* **atma**

Aurobindo, *śrī* líder religioso e nacionalista indiano (1872-1950)

avasthā estado

vide **ārambhāvasthā, ghaṭāvasthā, niṣpattyavasthā, parichayāvasthā**

avidyā ignorância

āyāma movimento que envolve alongamento, expansão, extensão; restrição, controle e parada

āyuḥ vida

āyurveda conhecimento da vida; portanto, a ciência da saúde, medicina

bāhya externo; expiração

bāhya-kumbhaka suspensão da respiração após uma expiração completa

bandha trava, encarceramento, grilhão; amarração, contração; postura na qual se contraem e se controlam certos órgãos ou partes do corpo

Bhagavad Gītā	Canção Divina, os diálogos sagrados entre Kṛṣṇa e o nobre guerreiro Arjuna — um dos textos de base da filosofia hindu que contêm a essência das *Upaniṣads*
bhagwan	abençoado; o abençoado
bhakti	devoção, adoração
bhakti-mārga	caminho de devoção e entrega ao Deus Supremo
bhakti-yoga	caminho rumo à realização e à união do indivíduo com a Alma Suprema por meio da adoração e da devoção à divindade
bhauma	da terra; terrestre
	vide **sārvabhauma**
bhoga	gozo, experiência
bhoga-kalā	arte pelo prazer
bhraṣṭa	caído
Brahmā	primeira deidade da trindade hindu; o Criador
	vide **Śiva, Viṣṇu**
brahmachārī	pessoa devotada ao celibato, à abstinência e ao estudo religioso
brahmacharya	celibato, estudo religioso, autocontenção — este é o primeiro dos quatro *āśramas*, ou estágios da educação na vida
Brahman	Espírito Supremo, o Ser Absoluto
brahmin	um membro da casta sacerdotal, a mais alta casta no sistema hindu
Buda	literalmente "o iluminado", "o desperto"
buddhi	intelecto, razão, discriminação, julgamento
buddhi-saṃyama	integração da inteligência
cakra [chakra]	roda; círculo — os **chakras** são centros de energia do corpo responsáveis pela regulação do **prāṇa** no organismo humano; estão situados em pontos de intersecção das principais **nāḍīs** ou canais de energia, īda, **piṅgalā** e **suṣumnā**
candra [chandra]	Lua

candra-nāḍī [chandra-nāḍī] canal de energia lunar

vide **īda**

Charaka Saṃhitā tratado sobre medicina *āyurveda*, atribuído a **Patañjali** por alguns estudiosos.

citta [chitta] correspondente psicomental; compreende mente, intelecto e ego

cittavṛtti [chittavṛtti] flutuação da mente; padrão comportamental, modo de ser, condição ou estado mental; onda de pensamentos

dāl lentilha

deśa lugar

dhāraṇā concentração ou atenção total — o sexto estágio do yoga

dharma religião, lei, mérito, retidão, bons trabalhos; a natureza essencial de algo; o código de conduta que sustenta a alma e produz virtude, moralidade ou mérito religioso — um dos quatro fins da existência humana; aquilo que sustenta, apoia e suporta

dharmendriya órgão de virtude; consciência

dhautī um dos seis **kriyās** do **haṭha-yoga**, que consiste em engolir uma longa peça de tecido molhado para limpar o estômago

dhyāna meditação — o sétimo estágio do yoga

dīrgha longo

doṣa humor corporal; falha, defeito, deficiência, doença

vide **kapha**, **pitta**, **vāta**

dveṣa ódio, inimizade, aversão

eka um

ekāgratā fixação em apenas um objeto ou ponto; prestar atenção especial; focar as faculdades mentais em um único ponto

ekāgratā-pariṇāma transformação da objetividade; o terceiro estágio da meditação descrito por **Patañjali**

gārhasthya vida de família — o segundo *āśrama*, ou estágio de vida

ghaṭa corpo; recipiente

ghaṭavasthā	compreensão do corpo por meio da prática de yoga; estágio de vir a, de alcançar, de juntar, de vir em colisão, de esforçar-se, sendo intencionalmente ocupado; o segundo estágio da prática de yoga
ghee	manteiga clarificada
Goṇikā	mãe adotiva de **Patañjali**
guṇa	qualidade — os três **guṇas** ou qualidades são os ingredientes fundamentais ou componentes da natureza e da substância cósmica *vide* **rajas, sattva, tamas**
guru	preceptor espiritual; professor; aquele que traz luz às trevas da dúvida espiritual
halāhala	veneno que emergiu durante o revolvimento do oceano por anjos e demônios para liberar o elixir da vida; foi engolido por Śiva para que a humanidade não fosse destruída
halāsana	postura do arado — *āsana* no qual o corpo fica apoiado nos ombros, as pernas passam por cima da cabeça e os pés tocam o chão; o formato do corpo lembra o arado
haṭha	força, força de vontade; à força, contra a vontade de alguém
haṭha-yoga	caminho em direção à realização e união do indivíduo com a Alma Suprema por meio de rigorosa disciplina e do equilíbrio das energias solar e lunar no sistema humano
Haṭha Yoga Pradīpikā	célebre texto sobre **haṭha-yoga** escrito por **Svātmārāma**
īda	uma das principais **nāḍīs** ou canais de energia no corpo, que percorre da narina esquerda à base da coluna e dali para a coroa da cabeça (também chamada de **chandra-nāḍī**, o canal da energia lunar) *vide* **chakra, piṅgalā, suṣumṇā**
indriya	órgão, incluindo os cinco órgãos de ação e os cinco órgãos de percepção *vide* **dharmendriya, jñānendriya, karmendriya**

indriya-saṁyama	integração dos órgãos de ação e de percepção
īśa	mestre, proprietário
Īśvara	Ser Supremo; Deus
Īśvara-praṇidhana	dedicação das ações e da força de vontade de um indivíduo a Deus
jala	água
jala-netī	um dos seis **kriyās** do **haṭha-yoga**, que consiste em passar água de uma narina para a outra
jīva	ser vivo; criatura; uma alma individual, distinta da alma universal
jīvāmṛta	o néctar da vida
jñāna	conhecimento, incluindo conhecimento sagrado decorrente da meditação sobre as verdades mais elevadas da religião e da filosofia
jñāna-mārga	caminho do conhecimento e do entendimento
jñāna-saṁyama	integração do conhecimento
jñāna-yoga	caminho para a compreensão e a união do indivíduo com a Alma Suprema por meio de conhecimento e entendimento
jñānendriya	órgão de percepção; um dos cinco órgãos de audição, tato, visão, olfato e paladar
Kailāsa	topo de uma montanha nos Himalaias considerada a morada de Śiva
kaivalya	liberdade absoluta; perfeita emancipação ou desapego da alma com relação à matéria e identificação com o Espírito Supremo
Kaivalya Pada	quarto e último capítulo de ***Os Yoga Sūtras de Patañjali***, que aborda a liberdade absoluta
kalā	arte *vide* **bhoga-kalā**, **kāma-kalā**, **yoga-kalā**
kāla	tempo
kāma	prazer sensual, desejo
kāma-kalā	arte pela gratificação do desejo sensual

kapha muco; um dos três humores do corpo, correspondente ao elemento água

vide **pitta, vāta**

kāraṇa causa

kāraṇa-śarīra a estrutura causal; a mais interna das três estruturas do corpo, compreendendo o invólucro espiritual da felicidade

vide **śarīra**

karma ação

karma-mārga caminho da ação

karma-yoga caminho para a realização e união do indivíduo com a Alma Suprema por meio da ação

karmendriya órgão de ação — os cinco **karmendriyas** são as mãos, os pés e os órgãos de excreção, reprodução e fala

kevala total, inteiro, absoluto, perfeito, puro

kevala-kumbhaka quando a prática de **kumbhaka**, ou suspensão da respiração entre inspiração ou expiração, é tão perfeita que se torna intuitiva, é conhecida como **kevala-kumbhaka**

kleśa dor, angústia, sofrimento, aflição

kośa camada, invólucro; uma das cinco camadas que envolvem a alma: (i) **annamaya- kośa**, a camada anatômica de nutrição correspondente ao corpo anatômico denso; (ii) **prāṇamaya-kośa**, a camada fisiológica que inclui os sistemas respiratório, circulatório, digestório, endócrino, excretório e genital; (iii) **manomaya-kośa**, a camada psicológica que envolve percepção consciente, sentimento e julgamento não derivados da experiência subjetiva; (iv) **vijñānamaya-kośa**, a camada intelectual que envolve o processo de raciocínio e de discernimento derivado da experiência subjetiva; (v) **ānandamaya-kośa**, a camada espiritual da felicidade

vide **śarīra**

kriyā ação; processo de limpeza

kriyā-yoga yoga da prática, yoga da ação

Kṛṣṇa o mais celebrado herói da mitologia hindu; a oitava encarnação de **Viṣṇu**

kṣatriya membro da casta guerreira, a segunda casta do sistema hindu

kumbhaka tempo de retenção ou suspensão da respiração depois da inspiração ou da expiração completa

vide **antara-kumbhaka**, **bāhya-kumbhaka**, **kevala-kumbhaka**

Kumbhakarṇa demônio gigante, irmão de **Rāvaṇa**, finalmente morto por **Rāma**, o herói do *Rāmāyana*

kuṇḍalinī serpente-fêmea em espiral; a energia cósmica divina simbolizada como uma serpente em espiral adormecida no **mūlandhara-chakra**, o centro nervoso mais inferior na base da coluna. Essa energia latente deve ser despertada e fazer **suṣumṇā**, o principal canal de energia da coluna, ascender, penetrando os vários **chakras** para cima até o **sahasāra-chakra**, o lótus de mil pétalas dentro da cabeça; então o *yogī* entra em união com a Alma Universal Suprema

kuṇḍalinī-yoga caminho para a realização e união do indivíduo com a Alma Suprema por meio do despertar da **kuṇḍalinī**

kūrma tartaruga

Mahābhāṣya literalmente "o grande comentário"; tratado de **Patañjali** sobre a gramática sânscrita que toma a forma de um comentário nos *Sūtras* de Pānini

mahātmā de alma elevada, magnânimo, eminente, distinto, poderoso

manaḥ-saṁyama integração da mente

manas mente individual que tem o poder da faculdade de atenção, seleção e rejeição; o regulador dos sentidos

manomaya-kośa	camada psicológica que envolve atenção, sentimento e julgamento não derivados de experiência subjetiva; uma das cinco camadas que envolve a alma *vide* **kośa**, **śarīra**
mantra	sílaba, palavra, frase ou oração sagrada que pode ser repetida como auxílio na meditação, fórmula dedicada a qualquer deidade particular, adoração endereçada a uma ou várias deidades
mārga	caminho, estrada *vide* **bhakti-mārga**, **karma-mārga**, **jñāna-mārga**, **nivṛtti-mārga**, **pravṛtti-mārga**
Meru	montanha fabulosa que se afirma ser o ponto central do hemisfério oriental
Mohinī	mulher fascinante, forma feminina tomada por **Viṣṇu** para seduzir os demônios
mokṣa	liberação; emancipação da alma dos nascimentos recorrentes
mokṣa-śāstra	ciência da libertação
mudrā	selo; uma postura de selagem
nāḍī	órgão tubular do corpo sutil por meio do qual flui energia vital, seminal e cósmica, bem como água, ar, sangue, nutrientes e outras substâncias, incluindo sensações e consciência
Naṭarāja	nome dado a Śiva como senhor da dança (**naṭa** = dança; **rājā** = rei)
naṭarājasana	postura de **Naṭarāja** — nesta postura intensa, o praticante equilibra-se em uma perna enquanto dobra a outra para trás e estende um braço por cima do ombro para alcançar o pé de trás, enquanto o outro braço é estendido para a frente
nidrā	sono
nirbīja	sem sementes, que não depende de nada
nirbīja-samādhi	estado sem sementes de consciência absoluta independente de quaisquer objetos, **mantras** ou outras ajudas externas

nirodha restrição, supressão, aquietamento

nirodha-pariṇāma transformação da restrição — o primeiro estágio de meditação descrito por **Patañjali**, consistindo na restrição dos movimentos e das flutuações da mente, observando-se a pausa ou o espaço entre a mente em restrição e a mente flutuante

niṣpattyavasthā estado de conclusão, acabamento e consumação — o quarto estágio da prática de yoga

nivṛtti-mārga caminho interior; o caminho da realização por meio da abstenção dos atos mundanos e por meio da não-influência de desejos materiais

vide **pravṛtti-mārga**

niyama autopurificação pela disciplina — o segundo estágio do yoga

nṛtya dança

ojas luz, esplendor, brilho, energia

pada pé ou perna; parte de um livro

padmāsana postura de lótus — nesta postura, o praticante se senta com as pernas cruzadas de maneira que cada pé é colocado sobre a coxa oposta

parichayāvasthā estado de entendimento; intimidade entre corpo, mente e inteligência — o terceiro estágio da prática de yoga

paridṛṣṭa regulado, medido

pariṇāma transformação

vide **ekāgratā-pariṇāma, nirodha- pariṇāma, samādhi-pariṇāma**

Pārvatī consorte de Śiva, a quem ele primeiro ensinou yoga

paśchimottānāsana alongamento posterior intenso — nesta postura sentada, as pernas se estendem no chão e o tronco se estende para a frente ao longo das pernas ("*paśchim*" literalmente significa o oeste — isso implica a parte de trás do corpo, da cabeça aos calcanhares; "*uttāna*" significa um alongamento intenso)

pāta caído

Patañjali proponente da filosofia do yoga, autor dos ***Yoga Sūtras***, considerado uma encarnação de **Adiśeṣa**

piṅgalā uma das principais **nāḍīs** ou canais de energia do corpo, que percorre desde a narina direita até a base da coluna e dali à coroa da cabeça (também chamada de **sūrya-nāḍī**, o canal da energia solar); pardo, avermelhado

vide **chakra, īda, suṣumṇā**

pitta bile, cólera — um dos três humores do corpo, correspondente ao elemento fogo

vide **vāta, kapha**

prāṇa respiração, vento, força vital, vida, vitalidade, energia, força, energia escondida no ar atmosférico

prāṇa-saṁyama integração da respiração

prāṇamaya-kośa camada fisiológica que inclui os sistemas respiratório, circulatório, digestório, endócrino, excretório e genital — uma das cinco camadas que envolvem a alma

vide **kośa, śarīra**

prāṇayāma regulação da energia e força vital por meio do controle rítmico da respiração — o quarto estágio do yoga

praṇidhana dedicação, entrega

vide **Īśvara-praṇidhana**

Praśna Upaniṣad uma das dez principais ***Upaniṣads***, que consiste em perguntas (*praśna* = pergunta)

pratyāhāra afastamento e emancipação da mente em relação ao domínio dos sentidos e dos objetos sensuais — o quinto estágio do yoga

pravṛtti-mārga caminho exterior; o caminho da ação ou criação

vide **nivṛtti-mārga**

pura fortaleza, castelo, cidade, casa, morada, corpo

pūraka inspiração

Purāṇa lenda do passado; conto antigo de história tradicional ou lendária

puruṣa alma humana ou princípio psíquico; aquele que vê; mestre da morada do corpo; homem

puruṣārtha meta da vida no homem — os quatro **puruṣārthas** são **dharma** (tarefa), **artha** (aquisição), **kāma** (prazer) e **mokṣa** (liberação)

rāga paixão, apego ao prazer; ira

rājā rei, governante

rāja-yoga caminho para a realização e a união do indivíduo com o Espírito Supremo tornando-se o governante da mente e derrotando seus inimigos, dentre os quais os principais são: desejo, raiva, ganância, ilusão, soberba e inveja

rajas mobilidade, atividade e dinamismo — um dos três **guṇas** ou constituintes de tudo o que existe

vide **tamas, sattva**

Rāma a sétima encarnação de **Viṣṇu** — herói do épico *Rāmāyana*

Rāmakṛṣṇa professor religioso indiano (1836-1886)

Rāmānuja, *śrī* um dos grandes *āchāryas* ou preceptores do sul da Índia

Rāmāyana célebre épico sobre as façanhas de **Rāma**, atribuído a Valmīki

rasa gosto, sabor

rasātmaka experiência de vários sentimentos e sabores que a vida virtuosa oferece

rasātmaka-jñāna conhecimento preenchido pelos sabores da vida virtuosa

rasātmaka-karma ação preenchida pelos sabores da virtude

Rāvaṇa rei demônio de Lanka (*śrī* Lanka) que raptou a esposa de **Rāma**, **Sītā,** no épico *Rāmāyana* (**Rāvaṇa** era altamente intelectual e tinha força prodigiosa; foi devoto ardente de Śiva, muito versado nos *Vedas*, e tem a reputação de ter dado definitivamente a entonação aos textos védicos)

rechaka expiração; esvaziar os pulmões

Ṛg Veda primeiro dos quatro *Vedas* ou escrituras hindus sagradas, que contém mais de mil hinos para várias deidades

roga doença

vide **adhibhautika-roga, adhidaivika-roga, adhyatmika-roga**

sādhana prática, ato de domínio; *performance*; realização

Sādhana Pada segunda parte de ***Os Yoga Sūtras de Patañjali***, que trata dos meios de realização espiritual

śakti poder, energia, capacidade, força, representação do poder de consciência para agir; o aspecto feminino ou consorte de uma divindade

sama mesmo, igual, nivelado, direto

Sāma Veda um dos quatro *Vedas* ou escrituras hindus sagradas, que consiste em cânticos ou hinos métricos em louvor às divindades

samādhi estado em que o aspirante é um com o objeto de sua meditação, o Supremo Espírito governando o Universo, e assim experimenta paz e felicidade indizíveis

Samādhi Pada primeira parte de ***Os Yoga Sūtras de Patañjali***, que aborda o estado de **samādhi**

samādhi-pariṇāma segundo estágio da meditação descrito por **Patañjali** — um estado de tranquilidade atingido por meio da restrição das flutuações da mente e que leva para a total absorção no si-mesmo maior

sāṁkhya número, enumeração, cálculo

saṁyama restrição, verificação, controle; integração; o fenômeno triplo de **dhāraṇā**, **dhyāna** e **samādhi**

Śaṅkarāchārya, Śri Ādi um dos três grandes *āchāryas* ou preceptores do sul da Índia

ṣaṇmukhī-mudrā postura de vedação, em que os orifícios do rosto (boca, olhos, orelhas e narinas) são fechados e a mente é direcionada para dentro, a fim de ser treinada para a meditação

sannyāsa desapego dos negócios deste mundo e apego por servir ao Senhor — corresponde ao quarto *āśrama*, ou estágio de vida

sannyāsin aquele que renuncia aos compromissos mundanos e familiares para seguir um caminho ou aprendizado espiritual

santoṣa deleite, contentamento

śarīra corpo; moldura — segundo a filosofia hindu, existem três molduras que envolvem a alma, por sua vez divididas nas cinco seguintes camadas: o corpo denso ou anatômico (**sthūla-śarīra**) consiste na camada anatômica de nutrição (**annamaya-kośa**) e é destruído na morte; o corpo sutil (**sūkṣma-śarīra**) compreende a camada fisiológica (**prāṇamaya-kośa**), a camada psicológica (**manomaya-kośa**) e a camada intelectual (**vijñānamaya-kośa**); o corpo causal (**kāraṇa-śarīra**) consiste na camada espiritual de felicidade (**ānandamaya-kośa**)

vide **kośa**

śarīra-saṁyama integração do corpo estrutural ou anatômico

sarva todo, inteiro

sārvabhauma universal, pertencente ao mundo todo

sarvāṅgāsana postura do corpo todo — postura invertida sobre os ombros, o equilíbrio sobre os ombros ou equilíbrio sobre o pescoço, quando todo o corpo se estende verticalmente, com os pés para cima, apoiado sobre os ombros

śāstra qualquer manual ou compêndio de regras, qualquer livro ou tratado, especialmente um tratado religioso ou científico, qualquer livro sagrado ou composição de autoridade divina — a palavra *śāstra* é geralmente encontrada depois da palavra que denota o tema do livro ou é aplicada coletivamente a departamentos de conhecimento, por exemplo, *yoga-śāstra*, um trabalho sobre filosofia do yoga ou sobre o corpo de ensinamento sobre yoga ou sobre o assunto yoga

vide **mokṣa-śāstra**

sattva qualidade luminosa, pura e boa de tudo na natureza — um dos três **guṇas** ou constituintes de tudo o que existe

vide **rajas, tamas**

satya verdade

satyam verdadeiro

śaucha pureza, limpeza

śavāsana postura do cadáver — neste *āsana*, a pessoa se deita sobre as costas como um cadáver; ao permanecer imóvel e mantendo a mente parada enquanto se está totalmente consciente, aprende-se a relaxar, e esse relaxamento consciente revigora e refresca tanto corpo como mente — é mais difícil manter a mente parada do que o corpo, por isso essa postura aparentemente fácil é uma das mais difíceis de dominar

setu-bandha-sarvāṅgāsana postura da ponte (*setu* = ponte); (*setu-bandha* = construção de uma ponte) — nesta postura o corpo fica arqueado e apoiado sobre os ombros em uma extremidade e nos calcanhares na outra, o arco é apoiado pelas mãos na cintura

vide **sarvāṅgāsana**

siddha sábio, vidente ou profeta; ser semidivino de grande pureza e santidade

siddha-yoga yoga ensinado por **siddhas**

Sītā esposa de **Rāma**, heroína do Rāmāyana

Śiva terceira deidade da Trindade hindu; o Destruidor — seu nome significa "o auspicioso"

vide **Brahmā, Viṣṇu**

Śiva Saṁhitā importante texto sobre **haṭha-yoga**

śivam auspicioso

stambha controle

sthūla-śarīra	corpo denso; corpo material ou perecível, que compreende a camada anatômica que é destruída na morte — uma das três molduras do corpo, com o corpo sutil e o corpo causal *vide* **śarīra**
śūdra	membro da casta dos servos, a mais baixa casta do sistema hindu
sūkṣma-śarīra	corpo sutil — uma das três molduras do corpo, assim como o corpo denso e o corpo causal *vide* **śarīra**
sundaram	bonito
Sūrya	deus Sol
sūrya-nāḍī	canal de energia solar *vide* **piṅgalā**
suṣumṇā	principal **nāḍī** ou canal de energia, situada dentro da coluna *vide* **chakra, īda, piṅgalā, kuṇḍalinī**
sūtra	aforismo; texto sagrado; fio *vide* ***Yoga Sūtras***
sūtra-neti	um dos seis **kriyās** do **haṭha-yoga**; consiste em passar um fio por uma narina e puxá-lo pela outra narina ou pela boca e movê-lo pelas duas extremidades segurando-o entre os dedos
sva	*self*
svādhyāya	autoestudo; educação do si-mesmo pelo estudo da literatura sagrada
Svātmārāma	autor do ***Haṭha Yoga Pradīpikā***
swami	mestre experiente; título aplicado a um professor espiritual
tāḍāsana	postura da montanha — o ponto de partida para todas as posturas em pé, na qual o praticante se mantém firme e ereto como uma montanha
tamas	inércia, dormência, escuridão, ignorância — um dos três **guṇas** ou constituintes de tudo o que existe *vide* **rajas, sattva**

tāṇḍavanṛtya dança vigorosa de Śiva, simbolizando a destruição do Universo antes de um novo ciclo de criação

tapas fervor religioso, desejo ardente de atingir uma meta, escrupulosidade na prática, purificação, autodisciplina, austeridade

tapasvinī mulher que fez votos religiosos; asceta feminina

tejas brilho, esplendor, luz, majestade, dignidade, glória

trikoṇāsana postura do triângulo — nesta postura em pé, os pés ficam separados e o corpo se estende para um lado enquanto um braço se estende para baixo e alcança o chão; assim, um triângulo é formado com o tronco, o braço e a perna

Upaniṣads porção filosófica dos ***Vedas***, a mais antiga literatura sagrada dos hindus, que trata da natureza do homem e do Universo e da união da alma individual ou do si-mesmo com a Alma Universal — a palavra é derivada dos prefixos "*upa*" (perto) e "*ni*" (baixo) somados à raiz "*sad*" (sentar); significa sentar-se perto de um **guru** para receber instrução espiritual

vide **Vedas**

vairāgya renúncia, ausência de desejos mundanos

vaiśya membro da casta mercantil, a terceira casta do sistema hindu

vānaprastha terceiro *āśrama*, ou estágio da vida, no qual a pessoa abandona a vida familiar para viver uma vida de asceta na floresta

Vasiṣṭha sábio celebrado, autor de diversos hinos védicos

vāta vento — um dos três humores do corpo, correspondente ao elemento ar

vide **kapha**, **pitta**

Vedas escrituras sagradas dos hindus, classificadas como literatura revelada; consistem em quatro coleções, chamadas ***Ṛg-Veda*** — hinos aos deuses, ***Sāma Veda*** —

cânticos de sacerdotes, ***Yajur Veda*** — fórmulas sacras em prosa, e ***Atharva Veda*** — cânticos mágicos; contêm as primeiras compreensões filosóficas e são referidas como a autoridade final; cada ***Veda*** tem, de modo geral, duas divisões, a saber, **mantras** (hinos) e **brāhmanas** (preceitos); o último inclui **āranyakas** (liturgia) e **upaniṣads** (filosofia)

védico relativo aos *Vedas*

Vibhīṣana irmão mais novo de **Rāvaṇa**, que advertiu que a conduta de raptar a esposa de **Rāma**, **Sītā**, era incorreta, e que ela deveria ser reconduzida ao seu marido

vibhūti força, poder, grandeza, realização

Vibhūti Pada terceira parte dos ***Yoga Sūtras*** de **Patañjali**, que trata dos poderes que vêm ao *yogī* como resultado de sua prática espiritual

vid saber; entender

vijñāna conhecimento, sabedoria, inteligência, entendimento, discernimento; conhecimento mundano derivado da experiência oposta ao conhecimento de **Brahmā**

vijñānamaya-kośa camada intelectual que consiste no processo de raciocinar e julgar derivado de experiência subjetiva — uma das cinco camadas que envolvem a alma

vide **kośa, śarīra**

viparīta invertido, revertido, oposto, adverso perverso, contrário

viparīta-karaṇi postura na qual a parte superior do corpo, até a virilha, é disposta como em **setu-bandha-sarvāṅgāsana**, e as pernas, como em **sarvāṅgāsana** — este não é considerado um *āsana* completo, e sim uma forma de prática (*karaṇi*)

Viṣṇu segunda deidade da trindade hindu; o Preservador

vide **Brahmā, Śiva**

vṛkṣa árvore

vṛtti modo, modificação, flutuação

vide **chittavṛtti**

Yajur Veda um dos quatro *Vedas*, ou escrituras hindus sagradas, relacionado ao sacrifício

yama moral universal, mandamentos ou disciplinas éticas que transcendem credos, países, época e tempo (os cinco mencionados por **Patañjali** são não-violência, verdade, não roubar, contenção e não cobiçar) — o primeiro estágio do yoga

yoga união, comunhão, união de nossa vontade com a vontade de Deus, que nos possibilita a olhar uniformemente para a vida em todos os seus aspectos; método para atingir isso — a palavra yoga é derivada da raiz "*yuj*", que significa juntar, unir; o objetivo principal do yoga é ensinar os meios pelos quais a alma humana pode estar completamente unida ao Espírito Supremo permeando o Universo e alcançando, assim, a libertação

yoga-bhraṣṭa decaído das graças do yoga

yoga-kalā arte em sua forma mais elevada

Yoga Sūtras obra clássica sobre yoga, de **Patañjali**, escrita há cerca de 2.500 anos, que consiste em 196 aforismos sobre yoga, divididos em quatro partes que tratam, respectivamente, de **samādhi**, dos meios pelos quais o yoga é alcançado, dos poderes que vêm àquele que procura e do estado de absoluta libertação

yogī aquele que segue o caminho do yoga

yoginī mulher que segue o caminho do yoga

Bibliografia

LIVROS DE B.K.S. IYENGAR

Light on Yoga (*Luz sobre o yoga*). Londres: George Allen e Unwin Ltd., 1966 (primeira publicação); Londres: Unwin Paperbacks, 1976 (edição em brochura).

The Concise Light on Yoga (*A luz concisa do yoga*). Londres: Unwin Paperbacks, 1980.

Light on Prāṇāyāma (*Luz sobre o pranayama*). Londres: George Allen e Unwin Ltd., 1981 (primeira publicação); Londres: Unwin Paperbacks, 1983 (edição em brochura).

The Art of Yoga (*A arte do yoga*). Londres: Unwin Paperbacks, 1985.

[Todos os livros têm edições traduzidas e publicadas em língua portuguesa no Brasil.]

DE INTERESSE RELACIONADO

Iyengar: His Life and Work. Porthill, ID: Timeless Books, 1987.

Yoga: A Gem for Women, Geeta S. Iyengar. Nova Délhi: Allied Publishers Pvt. Ltd., 1983. [Este livro não está disponível no Ocidente, mas pode ser obtido por meio do Iyengar Yoga Institute, em Londres.]

TEXTOS EM SÂNSCRITO E ESCRITURAS

A lista a seguir foi compilada para ajudar os leitores a fazer um estudo mais profundo dos diversos textos em sânscrito que foram mencionados neste livro. Algumas das edições listadas estão disponíveis em livrarias comuns; outras podem ser encontradas apenas em livrarias especializadas em obras orientais; outras ainda podem ser encontradas apenas em bibliotecas. Aparentemente, não há tradução publicada do *Mahābhāsya*, por isso, foi listada uma edição em sânscrito. A tradução alemã do *Rg Veda* de Geldner e a tradução francesa dos *Upanishads* de Renou foram incluídas pela excelência de cada uma. No mais, todos os livros listados são edições em inglês.

Srīmad Bhagavadgītā, editado e traduzido por S. K. Belvalkar. Varanasi: Hindu Vishvavidyalaya Sanskrit Publications Board, 1959. (Nepal Rajya Sanskrit Series 1).

The Bhagavad Gītā, traduzido e interpretado por Franklin Edgerton. Nova York: Harper and Row, 1974 (brochura).

The Bhagavad-Gītā, traduzido e comentado por R. C. Zaehner. Londres: Oxford University Press, 1973 (brochura).

Caraka-Samhitā, tratado de Agniveśa refinado e anotado por Caraka e redigido por Drdhabala (texto com tradução em inglês), editado e traduzido por Priyavrat Sharma. Varanasi: Chaukhamba Orientalia, 1981-1983. 2 v. (Jaikrishnadas Ayurveda Series 36)

Hathayogapradīpikā, de Svātmārāma, com o comentário de Jyotsnā de Brahmānanda e tradução para o inglês de Srinivas Iyangar. Chenai: Adyar Library and Research Centre, 1972.

Hathayogapradīpikā, de Svātmārāma, editado por Swami Digambarji e Raghunathashastri Kokaje. Lonavla: K.S.M.Y.M. Samiti, 1970.

The Hatha Yoga Pradipika, traduzido para o inglês por Pancham Sinh. Nova Délhi: Oriental Books Reprint Corporation/Munshiram Manoharlal Publishers Pvt. Ltd.

The Vyākarana-Mahābhāsya of Patañjali, editado por Franz Kielhorn, revisado por K. V. Abhyankar. Puna: Bandarkar Oriental Research Institute, 1962-1972 (três volumes, apenas em sânscrito).

Ancient Indian Tradition and Mythology, traduzido por um grupo de estudiosos. Nova Délhi: Motilal Banarsidass, 1970. (29 volumes de traduções dos Purānas apareceram até agora).

Classical Hindu Mythology: A reader in the Sanskrit Purānas, editado e traduzido por Cornelia Dimmitt e J. A. B. van Buitenen. Filadélfia: Temple University Press, 1978.

The Rāmāyana of Vālmīki, editado por Robert P. Goldman. Princeton: Princeton University Press, 1984 (um projeto de tradução em multivolumes do qual dois volumes foram publicados).

The Ramayana of Valmiki, traduzido por Hari Prasad Shastri. Londres: Shanti Sadan, 1952-1959. 3 v.

Ramayana, William Buck (não é uma tradução, mas uma adaptação do *Ramayana* em inglês moderno). Nova York: New American Library, 1978 (brochura).

The Siva Samhita, traduzido para o inglês por Rai Bahadur Srisa Chandra Vasu. Nova Délhi: Oriental Books Reprint Corporation/Munshiram Manoharlal Publishers Pvt. Ltd.

The Thirteen Principal Upanishads, traduzido por Robert Ernest Hume. Londres: Oxford University Press, 1971 (brochura).

The Principal Upanisads, editado e traduzido por S. Radhakrishnan. Londres: George Allen e Unwin Ltd., 1953.

Les Upanishad, texto e tradução franceses editados por Louis Renou. Paris: Adrien-Maisonneuve, 1943 (*The Prasna Upanisad*, traduzido por J. Bousquet, 1948, faz parte desta série).

Atharvaveda-Samhitā, tradução para o inglês com comentário crítico e exegético e introdução de W. D. Whitney. Nova Délhi: Motilal Banarsidass, 1962. 2 v. (Harvard Oriental Series).

The Rig Veda, an Anthology, traduzido por Wendy Doniger O'Flaherty. Harmondsworth: Penguin, 1981.

Der Rig-Veda, tradução para o alemão por K. F. Geldner. Cambridge: Harvard University Press, 1951-1957. v. 33-35. (Harvard Oriental Series). (Índice e volume 4 elaborados por J. Nobel.).

The Hymns of the Sāmaveda, traduzido por R. T. H. Griffith. Varanasi: E. J. Lazarus, 1963.

The Veda of the Black Yajus School entitled Taittirīya Samhitā, Arthur Berriedale Keith. Nova Délhi: Motilal Banarsidass, 1967. 2 v.

The Texts of the White Yajurveda, traduzido por R. T. H. Griffith. Varanasi: [s. n.], 1899.

The Yoga-System of Patañjali, James Haughton Woods. Cambridge: Harvard University Press, 1914. v. 17. (Harvard Oriental Series).

Patañjali's Yoga Sutras, comentado por Vyāsa e notas de Vāchaspati Misra, traduzido por Rāma Prasāda e introdução de Rai Bahadur Srisa Chandra Vasu. Nova Délhi: Oriental Books Reprint Corporation/ Munshiram Manoharlal Pvt. Ltd., 1978.

The Yoga Aphorisms of Patañjali, traduzido por Shri Purohit Swami e introdução de W. B. Yeats. Londres: Faber and Faber, 1987.

Índice

a árvore do yoga 27-8, 68-93
abhiniveśa 34, 179
abhyantara 179
abhyāsa 77, 179
ação
- cognitiva 65
- conativa 65
- e meditação 92
- habilidade em 29-31
- mental 65
- partes mais fracas como fonte 60
- reflexão em 65, 73, 85
- yoga da 135

āchārya 179
adhibhautika-roga 106, 179
adhidaivika-roga 106, 179
adhyatmika-roga 106, 179
adhyāya 71, 180
Ādiśeṣa 76, 139, 168, 180
água 106
ahaṁkāra 129, 180
ahiṁsā 27, 68-9, 180
alegria 47
alma 148
- semeadura da 129-130
- semente da 89, 131
- visão da 23-4, 27, 93
  - enquanto meta 46-7, 74, 101, 134

amor e casamento 42-4
amṛta 180
amṛtamanthana 76, 180
análise, em posturas 62
ānanda 180
ānandamaya-kośa 66, 180
añjali 180
annamaya 180
annamaya-kośa 66, 180
antara 180
antara-kumbhaka 142, 180
aparigraha 27, 33, 68-9, 180
apauruṣeya 104, 180
apavarga 148, 180
ārambhāvasthā 162, 180
ardha 180
ardha-chandrāsana 114, 180
arte do yoga 167- 170
artha 37, 181
āsana 25-6, 112, 151-2, 154-5, 181
- como meditação 73, 84-7, 131-2, 161-3
- e cura 121
- e dor 108, 109
- energia nos 122, 130
- e saúde 50-1, 102-3, 105, 113-16
- execução dos 32-3, 59-63, 110-11
- na árvore do yoga 28, 68-93
- performance dos 72-4
- prática dos 46
- profundidade dos 64-6, 122

asmitā 34, 129, 181
āśrama 36-7, 181
asteya 27, 68-9, 181
atenção 10, 59-60, 65, 121, 131, 152, 153, 157-58
Atharva Veda 104, 181
ātma/ātman 77, 148, 163, 181
ātma-dhyāna 77, 181
ātma-saṁyama 66, 181
Aurobindo, Śrī 99, 181
avasthā 181
avidyā 34, 181
āyāma 181
āyuḥ 181
āyurveda 99, 102, 104-6, 107, 181

bāhya 181
bāhya-kumbhaka 142, 181
bandha 181
bênção 134
Bhagavad Gītā 87, 182
Bhagwan 182
bhakti 182
bhakti-mārga 136, 169, 182
bhakti-yoga 71, 182
bhauma 182
bhoga 33, 107, 148, 182
bhoga-kalā 169, 182
bhraṣṭa 182
Brahmā 76, 85-6, 104, 139, 182
brahmachārī 182
brahmacharya 27, 36, 43-4, 68-9, 182
Brahman 182
brahmin 36, 182
Buda 182
buddhi 81, 129, 182
buddhi-saṃyama 66, 182

camadas, físicas 66, 71
cansaço 176
casamento 42-3, 44
celibato, e brahmacharya 43-4

centro de gravidade 60
cérebro 134
e dor 109
e mente 85
em yoga 130-31
chakra 182
chandra 182
chandra-nāḍī 145, 183
Charaka Saṃhitā 99, 183
chitta 99, 104, 129, 147-48, 183
chittavṛtti 147, 183
cinco elementos 102, 140
desequilíbrio 102, 106
circulação 101-2
cittavṛtti-nirodha 147
comunhão 65, 97
comunicação 65
concentração 10, 131, 157
e crianças 39-40
em posturas 59-60, 82-3
na árvore do yoga 28
consciência 129, 134
consciência psicológica 24, 81, 89, 98-9, 107, 121, 129, 130-35, 138, 141, 147-48, 152
contemplação 66, 73, 85, 131
corpo, composição 65-6, 71

dāl 183
dança 168-69
defeitos 34
deśa 142, 183
desapego 136-37, 143
desintegração, *veja* integração
dhāraṇā 25-6, 112, 131, 151-52, 155, 157, 183
e asanas 82, 83, 161-62
na árvore do yoga 28, 92
dharma 37, 148, 183
dharmendriya 81, 129, 183
dhautī 112, 183
dhyāna 24-5, 112, 151-53, 155, 183
e āsanas 83-7
na árvore do yoga 28, 92
dieta 32-3
diferença, como universalidade 32-5
direção, em posturas 60, 62
dīrgha 183
disciplina
e liberdade 30, 44
e prática regular 47-8
ética 69
discriminação 80
veja também pratyāhāra
disfunções 106
distensão 60, 84, 175-76
distração 10
divindade 97, 160
doença 51, 101-5
tipos 106
veja também saúde
doença do coração 113-15
dor
controle 53
em posturas 60, 62, 108-9
doṣas 105, 183
dveṣa 34, 183

eczema 117-18
ego 129-30, 134, 144
eka 157, 183
ekāgratā 157, 183
ekāgratā-pariṇāma 157, 183
elementos, *veja* cinco elementos
emoções 169
energia
e ida e pingala 121
em asanas 106, 130
em pranayama 106, 140-42
no divino 140
ensinar 171-78
e doença 108-11, 113-14, 121-22
e paciência 51
estágios da vida 36
para crianças 39-41
prática própria 174
processo de aprendizado 125-26
uso de toque 61
equilíbrio
nas posturas 60-1, 85
no estilo de vida 30
esforço 59-61
espondilite anquilosante 110
essência, nomeando 35
estágios da vida 27-8
ética 25-6
exercício, irritativo 113-14
experiência 88, 125
expiração 75-8, 141-43

fé 55-6
felicidade 63
filosofia 79-80
fim, em ensinar 177-78
foco 59-60

Gandhi, Mahatma 64
gārhasthya 36, 183
ghaṭa 183
ghaṭavasthā 162, 184
ghee 184
glaucoma 118
Goṇikā 98, 184
gramática 97-100, 168
gravidez 118-19
gunas 85, 105, 184
guru 172, 184

halāhala 140, 184
halāsana 123, 176, 184
harmonia 30-31, 70
haṭha 92, 184
haṭha-yoga 23-5, 92, 112, 184
Haṭha Yoga Pradīpikā 23-4, 113, 141-43, 145, 148, 161, 184
hipotálamo 134, 145
HIV 118
holismo 97
honestidade 72
īda 121, 140, 145-48, 184
impulsividade 80-1
individualidade vs sociedade 29-31
indriya 184

indriya-saṁyama 66, 185
infância 39-41
infelicidade 80-1, 148
infinito 10
inspiração 75, 77-8, 141-43
integração 10, 66, 97-101, 135, 156
integridade 97-100
inteligência 23, 99, 121, 129-30, 148
depois da meditação 86
e mente 79-81
união com 25, 162-63
veja também jñāna
invólucro físico 66, 71
īśa 185
Īśvara 185
Īśvara-praṇidhana 28, 33, 71, 107, 135, 185
Iyengar, B.K.S., vida 45-6

jala 185
jala-netī 112, 185
jīva 185
jīvāmṛta 77, 140, 185
jñāna 185
jñāna-mārga 136, 168, 185
jñāna-saṁyama 66, 185
jñāna-yoga 23, 71, 185
jñānendriyas 85, 129-30, 185
veja também órgãos de percepção

Kailāsa 86, 185
kaivalya 99, 137, 185
Kaivalya Pada 99, 137, 185
kalā 185
kāla 185
kāma 37, 185
kāma-kalā 185
kapha 105-6, 186
kāraṇa 186
kāraṇa-śarīra 66, 135, 186
karma 186
karma-mārga 136, 186
karma-yoga 23, 71, 186
karmendriyas 85, 130, 186
veja também órgãos de ação
kevala 186
kevala-kumbhaka 142, 186
kleśas 99, 186
kośa 65-6, 186
kriyās 112-13, 187
kriyā-yoga 187
Kṛṣṇa 187
kṣatriya 36, 187
kumbhaka 77-8, 142, 187
Kumbhakarṇa 85-6, 187
kuṇḍalinī 146, 148-50, 187
kuṇḍalinī śakti 141
kuṇḍalinī-yoga 187
kūrma 76, 139, 187

liberdade, e disciplina 30, 44
limitações 47
limpeza 112-13
lombar, problemas 111

Mahābhāṣya 98, 168, 187
Mahātmā 187
manaḥ-saṁyama 66, 187
manas 130, 187
manomaya-kośa 66, 188
mantra 188
mārga 188
massagem 61
medicina 98-9
veja também āyurveda
meditação 10, 151-60, 171-72
ativa 158, 161, 163
e crianças 40
em asanas 73, 84-7, 131
em posturas 59-63
na árvore do yoga 28
sobre a alma 77
universalidade em 34
medo 49-50
memória 80-1
menstruação 115-16
mente 23-5, 129-30, 148
acalmando 24, 98, 133-35, 156
e cérebro 85
e espiritualidade 90-1
efeitos da comida 33
e inteligência 79-81
e respiração 141
limpando 143
truques 49-50
meridianos 121
Meru 76, 139, 188
Mohinī 140, 188
mokṣa 37-8, 188
mokṣa-śāstra 107, 188
morte 53-4
mudrā 188

nāḍī 188
não violência 61, 64
veja também ahimsā
Naṭarāja 168, 188
naṭarājasana 176, 188
nidrā 188
nirbīja 188
nirbīja-samādhi 135, 188
nirodha 189
nirodha-pariṇāma 157, 189
niṣpattyavasthā 163, 189
nivṛtti-mārga 77, 168, 189
niyama 25, 26, 107, 151, 153-54, 189
como tronco da árvore do yoga 28-9, 92
e āsanas 70-1
e metas 33
nṛtya 189

Ocidente X Oriente 32-5
ojas 105, 189
órgãos de ação 27, 87, 148
órgãos de percepção 27-8, 65, 80, 87, 130, 147
orgulho 143
Oriente X Ocidente 32-5

pada 189
padmāsana (postura de lótus) 32-3, 51, 189
parichayāvasthā 162, 189
paridṛṣṭa 142, 189
pariṇāma 157, 189
Pārvatī 168, 189

paśchimottānāsana 189
pāta 190
Patañjali 24, 26, 32-4, 37, 43, 46, 66, 73, 81, 97-9, 106-7, 133-37, 141-42, 148, 152, 156-57, 159, 161, 168-69, 190
paz, mental 169
pensamentos e meditação 156-60
pilhas 115-16
piṅgalā 121, 140, 145-48, 190
pitta 105-6, 190
plexo lunar 145
plexo solar 145
poderes, yóguicos (sobrenatural) 136-37
postura 72
postura de lótus, *veja* padmāsana
prāṇa 24, 70, 138, 140-41, 190
prāṇamaya-kośa 66, 74, 190
prāṇa-netī 112
prāṇa-saṁyama 190
prāṇayāma 25-6, 112, 138-44, 151, 154-55, 190
  e āsanas 75-8
  e inteireza 102
  energia em 106, 140-41
  e saúde 105
  na árvore do yoga 28, 92
praṇidhana 190
Praśna Upaniṣad 141, 190
prática 26
  continuidade 49-52
  regularidade 47-8, 172
  veja também sādhama
prática espiritual 65-6, 89, 90-1, 172-3
prática sensual 89-91
pratyāhāra 25-6, 112, 151, 154-55, 190
  como casca na árvore do yoga 28, 92
  e āsanas 79-81
pravṛtti-mārga 77, 168, 190
problemas no ouvido 122-24
prudência 112-19
psoríase 117
pura 190
pūraka 78, 142, 190
Purāṇas 76, 98, 138, 191
puruṣa 77, 139, 191
puruṣārtha 37, 191

rāga 34, 191
rājā 92, 191
rajas 85-6, 105, 191
rāja-yoga 23-4, 92, 191
Rāma 86, 191
Rāmakṛṣṇa 191
Rāmānuja, Śrī 191
Rāmāyana 85-6, 191
rasa 106, 191
rasātmaka 191
rasātmaka-jñāna 106, 191
rasātmaka-karma 106, 191
Rāvaṇa 85-6, 191
realizações 135
rechaka 78, 142, 192
  veja também expiração
reflexão, em ação 65, 73, 85
relaxamento 61
religiosidade 30
renascimento 53, 54
repetição, vs espiritualidade 89, 91
repostura 72-3
respiração 101-2
  e calma 24
  e saúde 101-2
  veja também prāṇa; prāṇāyāma
retina, descolamento 119
Ṛg Veda 104, 192
roga 192
sādhana 26, 90-1, 192
Sādhana Pada 99, 136, 192
śakti 192
sama 89, 192
samādhi 24-6, 112, 132, 151-53, 157, 192
  como fruto da árvore do 28, 92
  e āsanas 88-92
  manutenção 49
  sem semente 135
Samādhi Pada 24, 99, 135, 192
samādhi-pariṇāma 157, 192
Sāma Veda 104, 192
sāṁkhya 142, 192
saṁyama 152, 192
sangue
  circulação 70, 92, 101-2
  pitta 105-6
Śaṅkarāchārya, Śri Ādi 43, 192
ṣaṇmukhī-mudrā 123, 192
sannyāsa 37, 193
sannyāsin 47, 193
santoṣa 27, 33, 70, 107, 193
śarīra 193
śarīra-saṁyama 66, 193
sarva 193
sārvabhauma 29-35, 193
sarvāṅgāsana 123, 193
śāstra 193
sattva 85-6, 105, 194
satya 27, 68-9, 194
satyam 169, 194
śaucha 27, 33, 70, 107, 194
saúde 30-1, 47
  abordagem indireta 108-10
  e āyurveda 104-7
  por meio de āsanas 50, 51, 73-4, 101-3
śavāsana 115, 194
segurança 115, 118-19, 121-22
self-realisation no sentido de autorrealização 104
self, união com 142-43
Self Universal 66
semente 27, 89, 129-32, 155
sensitividade 72-3
setu-bandha-sarvāṅgāsana 114, 123, 194
siddha 194
siddha-yoga 194
Sistema nervoso 84-5, 106, 145-46
Sītā 86, 194

Śiva 76, 86, 138-41, 168, 194
Śiva Saṁhitā 161, 194
sociedade 29-31
stambha 194
sthūla-śarīra 66, 135, 195
mente 25, 98, 133-35, 156
acalmando
respiração 24
veja também nirodha
śūdra 36, 195
sūkṣma-śarīra 66, 135, 195
sundaram 169, 195
Sūrya 195
sūrya-nāḍī 145, 195
suṣumṇā 121, 140, 145-48, 195
sūtra-neti 112, 195
sūtras 133, 195
sva 71, 195
svādhyāya 27, 33, 71, 107, 135, 195
Svātmārāma 195
swami 195

tāḍāsana 195
tamas 85-6, 105, 195
tāṇḍavanṛtya 168, 196
tapas 27, 33, 70, 107, 135, 196
tapasvinī 196
tejas 105, 196
tempo 158-59
toque, em ensinar 61, 118, 121, 173-74
tratamento, indivíduo 110-11
trikoṇāsana 196

união 23-6, 153-54
samādhi 28, 92
veja também integração
união com mente 25
universalidade 32-5
Upaniṣads 196

vairāgya 77, 81, 196
vaiśya 36, 196
vānaprastha 36, 196
vasiṣṭha 43, 196
vāta 105, 196
Vedas 104, 196-97
védico 197
vegetarianismo 32
velhice 49-52
verdade 143
veja também satya
Vibhīṣana 85-6, 197
vibhūti 197
Vibhūti Pada 99, 136, 197
vid 197
vida em família 45-8
vijñāna 197
vijñānamaya-kośa 66, 197
violência, deliberada
violência não-deliberada 61, 68-9
veja também ahinsã
viparīta 197
viparīta-karaṇi 114, 197
Viṣṇu 76-8, 139-40, 197
vitaminas, cinco 66, 106-7
vṛkṣa 197
vṛtti 198

Yajur Veda 104, 198
yama 25-6, 64, 151, 154-55, 198
como seiva na árvore do yoga 27, 92
e asanas 68-9
yin e yang 121
yoga 198
oito membros/aspectos 25, 27-8, 136
profundidade do 155
quatro estágios 161-63
três camadas ou partes/estágios 25-6, 151-53
yoga-bhrasta 134, 198
yoga-kalā 169, 198
Yoga Sūtras 24, 26, 34, 66, 98-9, 133-37, 141, 147-48, 152, 156-58, 169, 198
yogī 169, 198
yoginī 169, 198

Zen, mestres 34-5

Este livro foi impresso pela Gráfica Grafilar
em fonte URW Palladio ITU sobre papel Pólen Bold 70 g/m²
para a Mantra.